JN123837

看護と身体拘束

第2版

看護の可視化のために

竹田 壽子

Toshiko Takeda

三恵社

第 2 版刊行にあたって

　本書初版刊行は 2015 年 9 月に看護の専門性・独自性へのこだわりから生じた「身体拘束に頼らない看護」を考えることを目的としてのことだった。身体拘束については、一般病院では初めての訴訟である一宮ミトン拘束裁判に端を発し、議論や研究の取り組みがなされている。そうした動きの中で、日頃から筆者が問題にしていた入院患者、特に老人の抑制や拘束問題の議論の方法に抵抗を感じたからである。某学会で医師や看護師は拘束は仕方がないとし、医師・看護師以外の医療関係者の多くは拘束に対して批判的な質疑に終始している場面に遭遇した。そこには身体拘束を批判・非難する激しい言葉とそれに対して拘束をしてしまう護りの姿勢を主張する人、「自分が見た、自分が経験した」といったそれぞれの拘束場面からの言葉の投げ合いであった。その場の質疑応答は、内容が噛み合わないまま、物別れに終わっている。

　看護関係者が「看護は学問」であるとし看護の専門性・独自性を強調するのであれば、看護師が判断して関わる看護場面での身体の拘束や抑制についても批判に耐えられる理論として看護関係者自らで目的とその効果を整える必要があると痛感した。

　批判と護りの激しい抗争になりがちな拘束議論を、発展的な議論にするためには、共有知識の整理と議論しようとする拘束場面を特定して論点を整理しながら討議する必要性が考えられた。そこで初版では議論しようとする場面のイメージを共有するために身体拘束を医療施設・老人施設に類型化した一覧表を提示した。更に、著者が実験で得た非拘束者の苦痛を紹介し、加えて「人の自由を奪うことの法的意味」とその実例である精神保健福祉法の身体拘束部分を網羅した。看護場面での拘束を建設的な議論につなげる資料となることを目的としている。

　そして今回第 2 版刊行の意図は、身体拘束行為を「看護理論」に引き

寄せて考えるとどうなるか。「拘束は原則禁止」あるいは「拘束に頼らない臨床看護」の面から考慮すると、何が必要で何が問題なのか、考える必要性を強く感じたからである。従来は、精神科の身体拘束が大きく問題視されたが、最近は一般病棟の拘束について多く議論され始めている。このことは、拘束問題を診療の補助の領域とするか、看護理論の中心的問題として取り組むべき課題とするか、換言すれば何が看護かを問われているとも考えられる。

　看護とは何か一般には理解してもらえていない。病院内を忙しそうに走り回っている看護師像は浮かんでも何を専門職としてしているかの内容の理解は得られ難いと看護界外から聞こえることがある。それへの返答としても、看護場面での拘束を「看護の基本」に立ち返り吟味するための課題のようにも思えるのである。

　本来の「看護」を内包する行為として行動化する。そして看護が担保しているものとして、その効果を確認する。その過程は看護の「可視化」の貴重な素材になる筈である。

　第２版は一連のものとして理解するために、富山福祉短期大学紀要（共創福祉）に掲載された拙稿（富山福祉短期大学共創福祉編集委員会の許可を得ての再録）初版の第１章、第２章、第３章はそのまま残した。紀要論文は枚数制限に応じた論文であったため文字数を意識した簡素化表現になっている部分の補足追加は行った。加えて第４章として「看護の基本」から探る解決策の章を置いた。

　身体拘束（抑制・固定なども含めて）を発展的に議論する前に一読していただければと願いつつ、看護理論の発展を願っての第２版である。

目　　次

第1章

一般病院でのミトン拘束裁判を通して看護の本質について

[要約]

　これまで、医療上での拘束の訴訟は精神科に限られていた。そこに起きた精神科領域以外では、初めてとなる拘束に関する訴訟「一宮身体拘束事件」を素材として、「看護と身体拘束」について考察する。裁判の一連の流れの中で、患者側弁護団が指摘する看護師対応の拙さと、そもそも医療施設では医療のためとして拘束が安易に行われているとの主張に着目した。医療における拘束に関する法規定は、「精神保健及び精神障害者福祉に関する法律」による精神保健指定医の判断によるもののみである。先ず、現在、医療施設・介護施設で行われている拘束を類型化した上で、筆者の実験例による被拘束者の時間経過に伴う拘束ストレスについて紹介した。看護師は転倒・転落防止など患者の安全管理を主目的として、主体的に拘束に関わることが多いが、看護として最も大切なことは、拘束に頼らない患者対応の方法を模索することにあると考える。看護ケアの実践において、拘束をしない状況を作るという患者対応の方法を明確化・明文化すること、更に、看護全体でそれらを共有していくことに看護の本質の確認と歴史的発展があるのだとの確信を得ることができた。

キーワード：ミトン拘束、一宮身体拘束事件、看護場面の拘束、看護の
　　　　　　本質、看護の裁量権

1. 緒言

　医療場面での身体拘束については、精神保健及び精神障害者福祉に関する法律（以下、精神保健福祉法と記す）で精神保健指定医が判断する身体拘束についての法規定は明確にされているが、精神科病院・病棟以外での医療行為や看護援助時の拘束についての規定はない。

　看護関係者の先行研究では身体拘束の実態についての意識調査や拘束にかかわる看護者のジレンマ等も報告されている[1]。他に患者の気持を自らの体験や拘束経験患者にインタビューした報告が1例[2]。また、「身体拘束による苦痛を化学的データにより解析」として精神科病棟での拘束体験12時間（30名）への研究計画が報告されているが研究結果の報告[3]は見当たらない。

　精神保健福祉法はあくまでも精神科病院の精神科疾患患者に適用する法律で、精神保健指定医（以下、指定医と記す）が精神科病院に入院している精神疾患患者の身体拘束の判断に対する規定である。

　身体拘束の看護者の研究の多くは、指定医の判断を要しない一般病院の拘束について道義的責任や人権への配慮、特にミトン拘束ではミトンの形や質についての工夫が多い。しかし、拘束の人体への生理学的影響や「療養上の世話」の範疇で具体的に吟味するまでには至っていない。

　看護師の業務は「傷病者若しくはじょく婦に対する療養上の世話又は診療の補助」であり、平林（2007）[4]は『現行法でいえば「療養上の世話」は、看護師に固有の独占業務である ―略― 「医師の指示」は不要 ―略― と考えられる』と述べている。金子（2002）[5]は療養上の世話とは「治療を有効に受けいれる病人の状態をつくる看護」としているが、金子は1948（昭和23）年GHQの企画で、世界におくれた看護意識養成のためにアメリカに留学している。アメリカではナイチンゲールに関連する事、患者の身の回りの世話などを学び、帰国後の保健師助産師看護師法（以

下、保助看法と記す）制定に関与している。「療養上の世話」という用語が初めて明文化されたのは保助看法であることの歴史的背景から考えて、ナイチンゲールの自然治癒論を看護の基礎に置いて述べた説明と考えられる。即ち「よりよい療養生活を通して体調を整え、患者個々に持つ自然治癒力の保持・増進を支える」ことを意味していると推察する。

　一宮ミトン拘束裁判は病院側の勝訴ではあったがこの判例における弁護側の論点には、看護本来の領域である「療養上の世話」の部分において考えさせられることがいくつかあった。看護師が「主体的に関わる拘束」は転倒・転落防止など患者の安全管理の目的が主となるが、一方で拘束をしないための状況作りも看護ケアの実践そのものに大きくかかわる課題である。看護にとって最も大切なことは、拘束という手段に頼ることなく、むしろ拘束をしないでよい状況作りの中にあり、同時にそれが看護の本質であると考える。

　以下、看護場面での拘束に特化し、一般病院でのミトン拘束裁判を素材にして「看護と身体拘束」について検討する。

2. 裁判を通して看護の本質についての考察

2.1　ミトン拘束裁判の概要

　患者（80歳）は（以下、Aと記す）、外科病棟に入院中の平成15年11月16日深夜、必要もないのに同病院の看護師によってミトン（抑制具）を使って身体拘束をされた上、同病院関係者から原告の親族に対する報告や説明がされなかったこと等がいずれも違法であると主張して、被告に対し不法行為による損害賠償請求、ないし診療契約上の義務の不履行による損害賠償を求めた。

　名古屋地方裁判所（以下、一審と記す）は損害賠償請求[6]を棄却したが、名古屋高裁[7]（以下、二審と記す）は「医師の指示のない、患者の承諾

のない身体拘束は違法」「重大な傷害を負う危険があったとは認められない」として病院側に計70万円の支払いを命じた。

二審判決は「同意なく患者を拘束することは原則違法」と述べて注目されたが、平成22年1月26日最高裁の判決[8]がくだされた。最高裁は「拘束は受傷防止などのため、必要やむを得ない場合にのみ許容されるべきだ」と述べるにとどまり、一般的な判断基準は示さず、「違法性のない拘束」と病院側の逆転勝訴となった。

判決によると、Aは入院中の平成15年11月15日夜から翌未明にかけてナースコールを繰り返し押し汚れていないオムツの交換を求めたうえ、何度も車いすに乗って看護師の詰所に向かい、オムツの汚れを訴え大声を出すなどした。看護師らは、Aの興奮状態が収まらなかったため両手にミトン（ひもがついた手袋のような抑制具）をつけベッドの柵にくくりつけた。Aは口でミトンを外そうとし、この際にできたとみられる傷が手首や唇にできた。

二審は「患者を拘束して身体的自由を奪うことは原則として違法」と指摘。身体の危険が差し迫っていたわけではなく、看護師らが適切に対応するなど、ほかの手段がなかったわけでもないとした。二審で患者側弁護団は、老人の訴えに対する対応を看護師の不適切な対応でつたない対応と指摘している。せん妄状況の患者への看護師の対応について患者に理解を求めたり、オムツ強要のための説明や説得の仕方を、不適切な対応と述べその方法が興奮の原因になっていると主張している。更に、その夜勤帯の患者数と看護師数について看護師の休憩時間をずらすことで、拘束をしないでよい状況は作れたとも述べている。

しかし、最高裁はAに対する拘束について「ほかに転倒、転落の危険を防止する適切な代替方法がなかった」と拘束を認めた一審を支持した。そして、拘束は約2時間で「必要最小限度のものだった」とも述べ、不法行為ではないと結論づけた。一審での損害賠償棄却が二審で病院敗

訴になり、最高裁で病院の逆転勝訴になった一般病院では初めての拘束裁判である。

2.2　看護の視点からの問題点

看護の視点からは多くの問題を抽出できる。

1）二審の弁護団[7]は多くのことを指摘している。医療機関として有すべき認識として、「平成15年当時、身体拘束廃止運動は展開されており、介護保険の運営基準として身体拘束の禁止が明示されている。『身体拘束ゼロへの手引き』も出され、身体拘束の弊害や、切迫性、非代替性、一時性の三要件も明示されている。これらは、主として介護保険施設を中心にした動きではあっても、高齢者の医療・看護に従事する医療機関は当然に問題意識を有すべきものである。とくに身体拘束がもたらす患者への弊害については、当然に認識できるもの」と指摘している。

　弁護団の主張にある、介護保険関係施設でなくとも当然に認識すべきとする当時の動向とは、次のことがあげられる。

　1986（S61）年　抑制廃止への取り組み
　1998（H10）年　抑制なき看護をテーマにNHK教育TV放映
　　　　抑制廃止福岡宣言（福岡県内の10の介護療養型医療施設）「老人に、自由と誇りと安らぎを」→「全国抑制廃止研究会」発足
　1999（H11）年　介護老人保健施設に関する厚生労働省令の中で身体拘束禁止
　2000（H12）年　介護保険法施行
　　　　抑制廃止運営基準実施

「身体拘束ゼロ作戦推進会議」発足——厚生労働省

2001 (H13) 年　ゼロ作戦推進会議により「身体拘束ゼロへの手引」が作成される。——介護保険指定基準における身体拘束禁止規定について、身体拘束がもたらす弊害、身体拘束が例外的に許されるための三要件（切迫性、非代替性、一時性）が示された。

2）更に、弁護団は二審で、Aの夜間せん妄は病院側の診療・看護上の不適切な対応が原因となっていると指摘している。特に、オムツへの排泄の強要や、不穏状態となったAへの当直看護師のまずい対応による結果として考えられる、夜間せん妄への身体拘束をただちに切迫性、非代替性があるとは認められない。「作られたせん妄、作られた身体拘束」と論及している。

　　トイレに行けるAに、オムツへの排泄を強要する。せん妄の患者に、看護師は抗い説得したり、かえって興奮を煽る対応をしている。このようなことをしてAを追い詰めて、Aに変調を起こしておきながら、その変調を理由に身体拘束をするとはひどい、違法だと弁護団は主張した。病院側に不適切な診療・看護があり、それがせん妄の原因となったと論及している。

　　身体拘束が必要になったAの興奮は看護師のつたない対応が原因しているとの指摘である。

3）この事例は看護師が約4時間もかけた対応の後の拘束である。その対応方法につたないとの評価は、看護の本質的問題への指摘ではないだろうか。患者の興奮、不穏の原因である患者の不安の除去は看護の基本的姿勢である。

　　看護行為が可視化されている部分において、その看護師のかかわりが不適切なかかわりで、興奮の原因になっているとの評価は厳しい。

夜間とはいえ、患者の本来の目的、欲求にこたえてもらえないことは患者にとっては納得いかないことであろうと考える。転倒するかもしれないが自分の力でトイレに行きたい。オムツ着用は嫌だという患者の生活意欲はわがままなのだろうか。

　看護計画の立案と実施は患者を個別に把握して、個別に適切な対応をすることを目標にしている。マニュアルとはある状況に対応するための方法を標準化して作られた文章であるが、看護計画はマニュアルとは違い患者個別に、且つ、患者のその時の状況に対応させるために変化させてケアをするためのものである。看護行為の本来の目的は対象者の健康生活・QOL・ADL を高めていく方法の展開にある。
　看護計画の立案と実践による看護師の対応によって、拘束をしないでよい状況作りへと繋げていきたい。
　そして、その方法を家族や周囲の人が見て、参考になるものに磨きあげられてこそ、専門と言えるのではないだろうか。

４）夜勤日誌から、事件の夜勤帯には重症患者はいなかった。患者27人に３人の看護師勤務であったから、看護師の休憩時間をずらして、しばらく付き添うことも可能で、他に手段はなくやむを得なかったとは言えないと主張している。

５）最高裁は二審の論点の「看護師が判断してもよい療養上の問題」か、診療の補助の部分である「医師の判断」かといった、医師の指示の是非については問題を論じることなく判決を下している。せん妄という特殊な症状への対処方法として、拘束を行うのであれば、医師の診察に基づき医師の判断で行うべきで、看護職や介護職だけで拘束するのは違法と述べる二審の弁護団の主張について、最高裁は触れていない。

療養上の世話における看護の裁量の範囲についての最高裁の判断を、期待するところは大きかったが、朝日新聞（2010）に[9]「肩すかし」と表現された如く、最高裁での判断は示されてはいなかった。

結論として裁判の結果に大きく懸念されることは2つある。第1は看護師の「不適切な対応」が原因と指摘されることについて、そして、第2は精神科医療への世界的圧力による法規定・法の介入が再現されることになる可能性についてである。

第1に関しては、医療は安易に拘束を行っているとの指摘に真摯に取り組み、治療のため、転倒防止のためには仕方がないという考えではなく「拘束は原則禁止」の考えを基礎に置き、仕方がなく行う拘束状況を、看護自らで理論化していくことである。看護場面での看護師が判断して拘束したくなる状況は、看護者が他の患者のところに行くために、この患者から離れるための拘束であることが多い。患者の傍らにいて見守ることが出来ないための拘束である。中井（2008）は「患者は医師に対しては、必要十分な治療は求めるが隣のベッドの患者と同じ処置を求めるわけではない。看護者に対しては、公平な扱いを求める。」できれば「他人よりも親切にされたい」と思うと患者の気持ちを述べている。そうした患者や家族としては納得がいかない処置といえないだろうか。

第2は法規定への懸念である。精神保健福祉法の拘束は1983（S58）年の宇都宮病院事件で表面化した、精神科医療に対する外国からの批判で整理された規定である。世界に遅れをとったわが国の人権問題に対して、外国の強い批判と指摘、つまり国際非政府機関である世界法律家協会（ICJ）や国際人権小委員会などの強い批判や国際的圧力があっての規定である。

そして、それは患者の人権を守るための、手続き遵守で業務の煩雑性＝記録の多さ＝医療者の患者サイドへの時間減少を生じさせている（記録については現状を知識として共有するために、詳細を第3章に網羅している）。そうした意味では一般医療の拘束への法介入は避けたいと筆者は願う。看護者自らの力で拘束問題を理想化し実践していく必然性を提唱したい。そのことは看護の質の評価に直接つながっていく。半田（1995）[10]は精神科医療の次には日本の老人医療が国際的批判にさらされる可能性があると指摘している。

看護がかかわることで拘束をしないでよい患者の状況が作れ、他者に合理的と思われる実践ができる。そのことこそが本来の看護の本質と言えるのではないだろうか。

3. 拘束についての基本的な考え方

3.1 病院・老人施設の身体拘束について日本の現状

医療施設・老人施設の拘束の現状を整理すると表1のように分類できる。表の内容を（注）で示したが、精神科病院・病棟以外の医療施設（病院）には拘束についての法規定はない。

精神科医療では、やむを得ず身体拘束をすることがあるとする精神保健福祉法は、拘束の判断・指示を精神保健指定医に託し、指定医の身分を「みなし公務員」としている。その意味は大きく「法の下の平等」という考えからは医師であっても、たとえそれが治療のためであっても、私人が私人からの自由は奪えない。公権力でしか行えないのである。

重ねて、その拘束は日本国憲法31条の、due process of law と呼ばれる「何人も、法律の定める手続によらなければ、その生命若しくは自

由を奪われ、又はその他の刑罰を科せられない。」を基本とした法執行上の拘束なのである。

　本来の意味では、医療上、看護業務上、「患者の治療のため」という理由があったとしても、その理由だけでは人から自由を奪う行為であるところの「身体拘束」は、法的にも道義的にも認められない筈の行為なのである。

表 1　身体拘束（医療・老人施設）

	医療施設（病院）		老人施設
	精神科病院・病棟	一般病院・病棟 （精神科病院・病棟　以外）	(注3)
法的根拠	精神保健福祉法		1999年、厚生省令 （身体拘束禁止規定） 原則禁止
法規の背景	due process of law(注1) 憲法（第31条、18条）		世界人権宣言 国際規約(注2)
拘束の目的	患者の自傷他害防止 治療行為を行うため （医療者が治療行為のために患者に近づくため）	老人病棟 / 一般病院・病棟 老人の転倒転落防止 看護者が患者サイドから離れるときの患者の安全のため / 治療行為を安全に遂行するため	原則禁止 例外規定としての三つの要件 ①切迫性 ②非代替性 ③一時性
判断指示者	精神保健指定医 （みなし公務員）(注4)	（患者からの同意書）看護師の裁量でも？との意見あり / 医師の指示の明記（患者からの同意書）	
拘束の方法	拘束具（拘束帯）(注5)	拘束帯・安全ベルト・シートベルト・つなぎ・ミトン	安全ベルト・シートベルト・つなぎ・ミトン
備考	精神保健指定医外の医師の指示出し不可 精神保健福祉法に従った記録他の詳細の規定あり 指定医の判断を要しない拘束はあるが指定医が判断(注6)している	精神的拘束・心理的拘束・薬による鎮静・ベッド柵・囲いなども含む とくに記録他の明確な規定なし	

注1：拘束についての法規の背景　精神保健福祉法は憲法に基づき手続きとしての法律で
　　　規定
　　　憲法第31条　何人も、法律の定める手続によらなければ、その生命若しくは自由を奪
　　　　　　　　　われ、又は、その他の刑罰を科せられない。due process of law
　　　憲法第18条　何人も、いかなる奴隷的拘束も受けない。又、犯罪に因る処罰の場合
　　　　　　　　　を除いては、その意に反する苦役に服させられない。
注2：老人施設
　　　世界人権宣言三条、同宣言五条及び市民的及び政治的権利に関する国際規約（いわ
　　　ゆる国際人権B規約）七条及び同一〇条を論拠にしている。
　　　・世界人権宣言　第三条　すべて人は、生命、自由及び身体の安全に対する権利を
　　　　　　　　　　　　　　　有する。
　　　　　　　　　　第五条　何人も、拷問又は残虐な、非人道的な若しくは屈辱的な
　　　　　　　　　　　　　　　取扱若しくは刑罰を受けることはない。
　　　・国際人権B規約
　　　　　　　　　　第7条（拷問・虐待・残酷な刑の禁止）
　　　　　　　　　　第10条（自由を奪われた者と人間固有の尊厳の尊重）
　　　　　　　　　　　1　自由を奪われたすべての者は、人道的にかつ人間の固有
　　　　　　　　　　　　　の尊厳を尊重して、取り扱われる。
注3：1999（平成11）年3月厚生省令（身体拘束禁止規定）原則禁止
　　　対象施設：指定介護老人福祉施設、介護老人保健施設、指定介護療養型医療施設、
　　　　　　　　短期入所生活介護、短期入所療養介護、痴呆対応型共同生活介護、特定
　　　　　　　　施設入所生活介護
注4：精神保健指定医は「みなし公務員」の身分を持つことで拘束や強制入院の公的任務
　　　の代行が出来る。
注5：厚生労働大臣が定める行動の制限、告示129号で「身体的拘束（衣類又は綿入り帯
　　　等を使用して、一時的に当該患者の身体を拘束し、その運動を抑制する行動の制限
　　　をいう）」と規定。
注6：昭和63年　精神科の領域に老人性認知症病棟が新設された。精神的症状が強く介護
　　　施設対応の困難な老人性認知症のための病棟。
　　　浅井は「痴呆（当時の呼称）老人の拘束で、拘束されている痴呆の患者の約6割は、
　　　車椅子からの転落防止であること、2つめは現在入院中34万人のうち、約30％の
　　　10万人以上が65歳以上で、―略―　合併症　―略―から栄養補給などの点滴をして
　　　いる―略―。これらは、医師の裁量権としてもよいのではないか」と述べている。

3.2 英米の現状

　PubMed 検索で気が付いたことだが、mechanical restraint のキーワードではヒットしないのである。調べると米国には mechanical restraint 拘束具による拘束は存在しないという。激しい精神運動興奮であっても passive restraint と呼ばれる受動的抑制（一時的徒手的抑制）で解決している。

　近年も日本において拘束具は、まだ、なくならないが司法病棟（医療観察法による指定入院医療機関）を中心に包括的暴力防止プログラム（CVPPP）Comprehensive Violence Prevention and Protection Programme を取り入れ中である。英国の C&R（Control & Restraint）を参考に肥前精神医療センターが中心になって開発し研修などで普及活動をしている。治療的介入方法として、暴力行為がおこらないように予防的介入を行い、暴力行為によって引き起こされる不利益から患者自信を保護し、かつ患者が暴力的行為や攻撃的ではない手法で対処することができるよう援助するという目的の徒手的抑制の一手法である。

　アメリカの病院では徘徊や点滴時など治療行為時の治療遂行のために、その処置時間中、患者の傍らについているだけの人員を確保し、患者への事故防止をしている施設見学の報告もある。そこでは拘束すると手続きが大変なので患者の拘束は行いたくないという職員の弁が述べられている。また、老人施設で拘束された経験者へのインタビュー調査[11]から、現在は患者の権利擁護が実践されているという報告もある。州によっては患者の権利章典に「拘束を受けない権利」と明記してある。

　日本では患者の権利を明らかにしようとする「医療基本法（仮称）」制定の動きがあるが、医療基本法の制定において患者の権利擁護への配慮が手厚くなり、身体拘束の問題も明確になっていくのか注目される。

4. 看護場面での拘束と看護の本質について

4.1 診療行為の遂行のための拘束は「医師の指示」が必要について

　医療場面の身体拘束は医療行為遂行のための拘束が多く、それは看護のための拘束ではなく診療の補助行為でしかない。19世紀の看護を中井（2004）[12]は「看護者は次第に管理者となった。しかも医師を補充するものとして、医師主導の軌道に患者を従順にのせるべき役割を担うこととなった」と記しているが、医療行為遂行のための拘束を考えるのであれば、補助者としての行為であり医師の指示が必要であろう。

　看護場面で看護行為のための看護の裁量による拘束はありうるのかどうかは、看護関係者自身で看護理論として明確にすべき事項である。

4.2 看護の判断・裁量権と担保するもの

　看護場面で必要な拘束については、看護が判断してもよいのではないかという意見もある。看護師の裁量を希望する人も多いが看護師が必要とする拘束場面はどんな時か考えて見ると、前にも述べたが看護師が他の患者のために、この患者から離れるための看護者不在時の安全確保が多い。それは病棟管理であり患者への看護そのものではない。端的に言えば、不穏・興奮等のその場面のその患者に必要な看護対応を拘束に頼り診療の補助の遂行をしているわけである。

　拘束することで患者に担保するものについて考えると、治療行為の場合は明らかに拘束してでも患者に近づき治療行為を行う目的である。その対価として治療効果という見返りが患者にはある。しかし、看護行為上の療養上の世話の場合を考えた場合、拘束してオムツ使用を強要することは、本当に患者のためになっているのか看護の本質の面から一考を要する。

4.3　拘束による精神的身体的ストレス反応は時間経過と有意であった。

　身体拘束という行為が被拘束者の精神的身体的に与える影響について心理学領域では動物実験のもとで「拘束ストレス」としてラットの実験などで理論的に体系化されていた。近年、ストレスが身体に与える影響について数多くの研究が行われ、ストレスと様々な疾病との関連性が指摘されているがその基礎知識にも活用されている。

　普通では1日24時間中に上下の歯が接触している時間は、食事中を含めて10分程度であるが、不安や恐怖などの緊張時には無意識に歯を食いしばる。

　もともと歯は大きな圧力に耐えられる組織だが、持続力に弱いとされていて、この咬むための筋肉が食事中でもないのに無意識に異常な動きを、しかも、長時間続くと顎関節への異常な負荷がかかり顎関節炎や歯周病、顎関節痛、開口困難などの原因になることが指摘されている。無意識、無目的の咬みしめや食いしばりを clenching といい口腔疾患や小児のストレス判断などにも活用されていることを知った。

　筆者は修士課程の研究で拘束時の生理心理学的ストレス測定に注目し、ストレス指標を咬筋筋電図による clenching event 数[13]とした。それは、ミトン拘束で臥床1時間のストレス度を知ることであった。同時に主観的感情評価尺度として、VAS（Visual Analog Scale）で①痛み、②痒み、③喉の渇き、④不愉快、⑤疲労感などの聞き取りをした。

　先行研究に拘束ストレスを人で計測した報告はなく、倫理的問題もあるため研究を理解し好意的に協力を得られた学生、院生で行ったため、実験協力者数は限られた。また、拘束継続時間は一時間に限定して行った。結果は、1）clenching event 数は有意に増加する傾向を示した。2）不快に始まり喉の渇きと疲労感が強くなり痒みや身体の痛みが加わっていく経過が示唆された。3）内省報告では同一体位と手が使えないことでの苦痛

が大きく、拘束臥床時間は、1時間が限界と述べていた。ミトン拘束裁判の最高裁判では2時間は最小限で不法行為ではないと結論付けているが、Aは変形性脊椎症の患者で、普段でも仰臥位臥床は困難なはずである。

　著者の実験では、拘束1時間ではミトン拘束の主観的感情評価での影響は著明ではなかったが、主観的知覚に先行して身体的負担が明確に出現していた。特に老人は言葉による自分の意思表現が困難である。一般病院での初めての裁判で不法行為ではないと結論付けられているが、看護の本質的視点から理論的に考え、患者対応で工夫し「拘束をしないで良い状況つくり」など真剣に考える必要があることを再確認できた。

　尚、実験については2章で詳しく述べている。

4.4　看護必要度の意味の検討と活用

　マンパワー不足で患者サイドに長時間はついておれないという問題はよく耳にする。看護師が拘束を必要と思うような患者の状況では、拘束をしても拘束をしないためのアプローチでも、しばらく援助者はその患者にかかりっきりになる。拘束をしたことでケアが増え人員が必要になり、拘束しないためのかかわりのためにも人手は必要になる。最も、基本的にはどっちが本来の看護行為かという問題である。即ち、どちらがより患者のためになるか、患者が望んでいるかの問題である。同時に、患者のために必要な時間確保や人員確保は、看護必要度そのものと言える。看護に必要な看護度を適切に評価し、活用し、それに係る人材やそのことによる効果や意義などにより、解決する方法もあるのではないだろうか。

4.5　拘束をしないで良い状況作り

　本件Aは入院時、腰痛のため歩行不能状態で変形性脊椎症（背中が歪曲）、腎不全、高血圧症等と診断され、眠剤（マイスリーからリーゼへ変更）や利尿剤を服用していた。

夜間せん妄と転倒防止のためオムツ使用になったが、午後9時の消灯後も、ナースコールを頻回に押し、オムツを替えてもらいたいと要請した。当直看護師が確認したところ、オムツが汚れているときもあれば、汚れていないときもあり、汚れていないときはその旨を説明したが、Aはなかなか納得しなかった。当直看護師は、汚染していなくとも、オムツをその都度交換し、Aを落ち着かせようと努めた。Aはオムツを嫌がり、車いすに乗って足で漕ぐようにして自力でナースステーションを訪れ、両手で車いすの手すりを支えにして、足下をふらつかせながら立ち上がり、「看護婦さんオムツみて」等と大きな声で訴えている。当直看護師は、その都度、「オムツは数分前に替えましたよ」「おしっこのこと考えすぎてない？」と声をかけながら、Aを病室へと促し、オムツを交換するなどした。看護師が原告のオムツを外して原告に見せたり触らせたりして「おしっこないよ、ぜんぜん汚れてないよ」「大丈夫だよ」「心配しなくていいよ」と声をかけ、汚染がないことを確認させようとしたが、Aは自分はぼけていないと言い張って40分かけて説明をしたが納得しなかった。結果として、当直看護師は、転倒・転落の危険を回避するためにはやむを得ないと判断し、Aの両上肢を抑制し、ミトンを使用してベッドサイドにひもをくくりつけた。Aはこれに抵抗して口でミトンを外そうとしたため、手首及び下唇に傷を負った。医師により〔1〕右前腕皮下出血〔2〕下口唇擦過傷と診断された。治療のために〔1〕については同日から約20日間、〔2〕については同日から約7日間の期間を要すると診断された。

　看護の対応で患者の不安が落ち着き、適切な医療を受ける患者の状況を作ることが出来れば拘束は不要となる。この事例の場合の約4時間もの対応は何であったのだろうか。4時間もの努力の結果であるから拘束は仕方がなかったといえるのか。せん妄や認知症などを含んだ老人看護

としても問題は残る。

　せん妄症状の患者に状況を理解させたり言葉で説明して納得させる。説得してオムツ装着を受け入れさせることなどを患者に望んでいるようだがその方法が適切な看護といえるのだろうか。疾病との関係や日頃の患者の要求方法、どんな時に特に多く看護師に話しかけてくるか、激しく訴える内容は何か、何をしたら落ち着くか、要求内容、納得の仕方などの特徴は看護計画上でとらえられていたのだろうか。せん妄という一過性の症状や複雑なメカニズムでさまざまな因子が重なり合い即座には理解しにくかったとしても、日頃の患者の行動の傾向を看護行為に役立てることはできなかったのだろうか。結果からではあるが約4時間対応するぐらいなら、鈴木（2009）[14] も言うように1時間の non-verbal communication やタッチングなども火に油を注がない意味で、説得や言いきかす方法より興奮に繋がりにくい方法だと思われる。Aが求めていたもの看護者に言いたかったことは、オムツのこと、排尿のこと、トイレへの歩行のことだけであったのだろうか。Aへの対応は困難性を内包はしているが「つたない対応と指摘されない」ための努力は看護全体の問題でもある。

　最高裁判決について松川（2010）[15] は「正直ホッとした部分と本当にそれでいいのかという、相反する気持ちがある。―略―意識障害のある方の言葉の背後に潜む気持ちを汲み、どうすればそうならないかアセスメントする力があれば拘束の前にもっとできることがあったかもしれない。」と座談会の中で述べている。

5. 今後の課題

　医療の中の身体拘束のあり方を考える場合、精神科、老人施設、術中、術後、老人病棟などそれぞれに特徴はあるが、最初から縦割りで特化して考える前に、基本的な知識の整理の上で許される拘束とは何か、何を担保しているから行えるのかを考えて、その上で特徴ある場面での身体拘束のあり方を自らの専門性において考え、ルール化していくことが必要である。

　拘束という手段は、2章で述べる筆者の実験で明らかなように被拘束者への精神的、身体的ストレスは大きい。特に老人は自らの状況を適切に表現することができない。そうしたことを考慮して何が看護か看護自らで正確に取り組むことが必要と思われる。

　法改正による精神保健法制定は宇都宮病院事件により発覚した日本の遅れた人権尊重に対しての世界的批判や圧力による見直しであった。看護場面の身体拘束には法の介入の前に看護自らの知識・専門性で工夫していくことが社会からの看護に対する信頼性といえるのではないだろうか。

　拘束に頼らない、拘束状況を作らないという大きな課題は、そのこと自体が看護の本質と言えるだろう。すべての臨床場面で患者の不安の除去を基本姿勢にしている看護において、患者を拘束することは、その患者にとっては看護の放棄にも繋がる行為として認識しておきたい。

6. 結語

　一般病院での初の拘束裁判を機会に看護場面の拘束に特化して考えてきた。最高裁の判決を、朝日新聞は「肩すかしである」と記しているが、いくつかの争点があった二審の上告審としては納得いかないものであった。最高裁のこの判決で、医療施設での拘束は法で認められたと単純に

理解してはいけない。

　違法ではないことの論拠に三つの要件を使ったこととせん妄が理由であれば医師の指示が必要ということは明確になったといえよう。しかし、看護の判断領域と内容については明確になってはいない。

裁判を通して見えるもの

1）二審の争点であったにもかかわらず、看護場面の拘束についての看護の裁量の有無や可否・範囲については論じられていない。

2）身体拘束は違法である。例外的に医療の中では認められることがあると述べているがどんな時認められるのか具体的には示されていない。

3）2時間は最小限だと述べているが筆者の実験では、最初から1時間を覚悟しての協力であったから1時間を我慢できたが、実験協力者の全員が1時間でも苦痛だったと述べている。

看護の視点からの現状と課題（診療の補助的拘束は別の課題とする）

1）医療施設では安易に拘束を行っていると指摘されていることを真摯に受け止め、医療施設も原則禁止を基本にする。

2）施設別・部署別に考えるのではなく基本的事項については整合性をもたせる形で具体的に明確にする。

3）看護師の対応で拘束したくなる状況を減らすケアこそが看護であり、拘束をしないでよい状況作り、拘束に頼りたくなる場面に合わせた対応の理論化が必要である。

4）法規定（法の介入）の前に理想的な看護行為の確立と実践への取り組み。

5）身体拘束による被拘束者の精神的・身体的拘束ストレスを考えると診療の補助としての身体拘束はあり得ても、看護師が判断して行う看

護のための拘束はあり得ない。

　「看護とは何か不明確である。日常的に普通にしていること、それが看護だから、看護の可視化を意識してやっていこう」が 2009 年 13 回の日本看護管理学会のテーマであった。看護の可視化とはまさに拘束不要の状況作りの具体化と実践であり、その取り組みの過程にあると思われる。

引用文献

1）河野あゆみ（2005）、精神障害者の隔離拘束に対する看護師のジレンマ―看護師 k の例―、福井大学医学部研究雑誌、第 6 巻、第 1 号・第 2 号併合、p57-61

2）松本佳子・大場美知子・桜井伸子（2002）、精神科入院患者にとっての身体拘束の体験患者と家族のインタビューから、日本精神保健看護学会誌、11 巻、1 号、p79

3）飯野栄治・柳橋稔（2002）、身体拘束に関する実証的研究への取り組み―看護者が長時間拘束を体験して―、精神科看護、Vol.29、No.1、p631

4）平林勝政（2007）、医療と法―保健師助産師看護師法の今日的課題、最新医学講座 35、医療と社会、中山書店、p202-214

5）金子光（2002）、保健師助産師看護師法の解説、日本医事新報社、東京、p19

6）判例時報、2070 号、p54

7）賃金と社会保障、1480 号、p43-69

8）最高裁判所民事判例集、64 巻、1 号、p219

9）朝日新聞朝刊、2010 年 2 月 14 日社説、高齢者の「拘束」病院も禁止を大原則に

10）半田貴士（1995）、精神科医療におけるインフォームド・コンセント、診断と治療、Vol.83、No.1995、p117

11）Strumpf.N.E（1999）、Physical Restraint of the Elderly、chapter.16、p329-343

12）中井久夫（2004）、西欧精神医学背景史、みすず書房、p98-129

13）小野繁（2005）、呑気症を誘発する、口腔領域にみられるクレンチングと嚥下反射―「噛みしめ呑気症候群」（仮称）を考える―Modern Physician、Vol.25、

No.12、p1548-1554

14）鈴木知美（2009）、排泄ケアで最期まで尊厳を保つ、Nursing Today、5 月臨時
　　増刊号、p82

15）松川みどり・菅原浩幸・飯田英男他（2010）、身体拘束裁判から何を学ぶか、
　　座談会、医療安全、No.25、SEPTEMBER、p16

参考文献

安藤芳明（1992）、中枢支配とグラインディングの発生について、日歯周誌、第 34 巻、
　　3 号、p551-565

浅井邦彦（2002）、精神科医療における行動制限の最小化に関する研究―精神障害
　　者の行動制限と人権確保のあり方報告書、精神科看護、29（1）、p42-50

朝日新聞朝刊、2008 年 9 月 6 日、拘束病院に賠償命令

石川秀也（2002）、身体拘束廃止に関する一考察：その経過・現状・今後、Hokusei
　　Gakuen University、研究ノート、p55-73

石村佳代子・河内俊二・鈴木啓子（2007）、看護管理者と医者に聞いた―行動制限
　　に関する判断主体の「実態」と「望ましいあり方」、精神看護、10（1）、p24-36

井部俊子監修（2003）、看護管理学習テキスト 1、看護管理概説 21 世紀の看護サー
　　ビスを創る、日本看護協会出版会、医学書院 / 週刊医学界新聞、p7-12 http://
　　www.courts.go.jp/english/judgments/text/2010.01.26-2008.-Ju-.No.2029.html

金子正明（2002）、拘束ストレスによる脳内 c-Fos 発現の変化と biting の影響、神
　　奈川歯学、37-1、p23

小島圭太・田中佐知・藤原麗花他（2008）、身体抑制に対する看護師の意識調査と
　　今後の展望―急性期の脳外科・神経内科病棟における身体抑制―、相沢病院医
　　学雑誌、第 6 巻、別冊 1、p45

佐藤美幸・堤雅恵・中村仁志他（2003）、痴呆性高齢者を抱える家族の医療・福祉に
　　対する満足度に関する研究、山口県立大学社会福祉学部紀要、第 9 号、3 月、p9

鈴木知美（2009）、排泄ケアで最期まで尊厳を保つ、Nursing Today、5 月臨時増刊号、
　　p82

精神保健福祉研究会＝監修（2011）、中央法規、四訂 精神保健福祉法詳解、p400-
　　415

武末希子・恵美須文枝（1998）、「抑制」、「固定」、「拘禁」、「拘束」に関する文献の
　　動向―1973 年から 25 年間の国内文献について―The Journal of Tokyo

Academy of Health Sciences J.T.H.S、Vol.1、No.1、p49-53

武山満智子訳（1999）、患者を抑制から解放するには、看護、11 月臨時増刊号、
　　p92-98

中井久夫（2008）、看護のための精神医学、第 2 版、p6-10

中木高夫（2001）、看護介入としての抑制ではなく、身体拘束ならば…、月刊ナー
　　シング、Vol.21、No.98、p42-48

堀紀雄（2005）、咀嚼器官と脳との関連性、MEAW 研究会雑誌、Vol.12、No.1、
　　p40-43

松尾友子（2007）、重症患者の抑制、鎮静、鎮痛、対策の実際、重症集中ケア、
　　Vol.6、No.7、p41-51

松下正明・浅井昌弘編（1997）、精神医学と法、精神医学講座、第 22 巻、p57-261

山本美輪（2005）、看護系経験年数による高齢者の身体的抑制に対する看護師のジ
　　レンマの差、大阪府立大学、日本看護管理学会誌、Vol.9、p5-11

吉川和夫（2001）、英国精神医療における隔離と拘束、精神科看護、Vol.28、No.6、
　　p36-40

ミトン拘束の身体的影響

──ミトン拘束が患者に与えるストレスに関する生理心理学的研究──

[要約]

　臨床では、特に老人への安全管理として拘束という手段を用いる。拘束の負担度を軽減しながら安全の確保という観点から、指先の自由に配慮したグローブ型やミトン型の手袋を使用している。先行研究では拘束具の色やデザイン、素材の質の工夫は多数なされているが、装着当事者のストレスに視点を置いた研究は見当たらない。この研究では看護場面において拘束の是非を判断する時の一資料として、ミトン装着による身体的影響を生理心理学的に明確にした。

　ストレス時に発生する非機能性バイティング（clenching）の発生とその時の内省報告をVASにて評価した。clenching event数は有意に増加する傾向を示し、軽い痒みが顔面や手掌に頻回に出現しては消え、手が使えない苦痛から不愉快感や疲労感は時間経過で増強していた。身体拘束の中では比較的軽微と考えられるミトン拘束によるストレスを、1時間計測することで、主観的知覚に先行して身体的負担が明らかにあるということが明確になった。

キーワード：拘束ストレス、身体拘束、生理心理学的反応、咬筋筋電図、
　　　　　　　クレンチング、非機能性バイティング、内省報告、
　　　　　　　VAS（Visual Analog Scale）

1. 序

1.1　はじめに

　身体拘束についての先行研究は多数ある。しかし、対象者の身体への影響を生理心理学的に研究したものは、看護者が実験協力者になり実際拘束された時の血中コルチゾールと尿中 17-OHCS 尿検査などの研究への取り組み経過報告が一例あるのみである（飯野・柳橋、2002）。

　道義的な視点からは平栗・橋爪（2008）や甲斐（2004）らの看護師の疑似体験による感想聴取や松本ら（2002）の患者と家族の気持を拘束経験患者にインタビューした報告がある。拘束具の色やデザイン、素材の質の工夫（宮前ら、2008）、拘束の苦痛に対する芳香剤や体位の工夫、拘束具の工夫など拘束時の負担を軽減するための報告が多く、身体拘束時のその対象者へのストレス反応を、生理心理学的に言及しようとしたものは、飯野の取り組み経過報告 1 例のみである。

　特に高齢者への「安全を守るため」に行われてきた拘束は、拘束をすることにより、むしろ、対象者への危険性が高く、又、人権尊重の面からの問題提起もあることから（稲葉、2008）最近では拘束廃止に対する関心が高まってきた。そのことは、いわゆる一宮身体拘束事件（最高裁判決平成 22 年 1 月 26 日）にも象徴されていると考えられる。

　しかし、医療施設の中での身体拘束は、考えの出発点に、安全確保のためには「仕方がない」との考えが根強く、そうした考えから身体拘束に頼ってしまう現状には疑問である。拘束数減少に対しては、法的規定や行政的、若しくは施設責任者の決断（向井、1999）による指導や強制も強く求められている。そのことも大切ではあるが、むしろ、筆者は看護職者の内発的動機による「専門職としての各人の努力」を希求する。

　身体拘束の身体への影響を具体化することで、拘束をしたくなる場面において拘束がもたらす身体への影響を考えることが内発的動機づけに

役立ち、身体拘束は仕方がないとするか、他に方法は本当にないかを模索する契機になるかの大きな違いを生む。

拘束ストレスの生理心理学的明確化の序奏として、ストレス時に発生する非機能性バイティングの一つであるクレンチングの発生（廣瀬、2007）とその時間経過について実験を試みた。今回の研究で取り組む身体拘束の場面は看護場面の拘束に特化した拘束で、精神保健及び精神障害者福祉に関する法律（以後、精神保健福祉法と記す）の精神保健指定医（以後、指定医と記す）が判断する拘束ではなく、特に老人の危険防止に対する身体拘束を根底においた実験である。本実験の目的はミトン拘束1時間経過によるストレスを生理心理学的に検討することである。

尚、研究は大阪人間科学大学大学院倫理委員会の了承を得て開始している。

［用語の説明］

生理心理学：人前で緊張して顔が赤くなったり喉が渇いたりするなど、人間の生理現象を脳波や心電図、筋電図などで測定し、心と体の関連を探究していく心理学の一領域。

クレンチング：食べるための咀嚼運動ではなく無意識の咬筋の緊張、精神的ストレスによる大脳皮質や辺縁系および自律神経系の異常興奮が原因で生じる咬み込みをいう。

クレンチングイベント：クレンチングの出現回数

1.2　本実験実施に至った経緯

2008（H20）年9月、某病院のミトン拘束訴訟が朝日新聞に掲載された。一般病院における拘束裁判の初めての訴訟である。

当時80歳の女性が不必要に体を拘束されて苦痛を受けたとして、損害賠償を求めた控訴審の判決であった。この裁判は「介護施設では原則禁止とされる身体拘束が、医療現場でも同様に認められないことが明確

にされたことは画期的である。治療上の必要性や安全確保などの名目で、患者を安易に縛ってきた一般病院に警鐘を鳴らすもの」と原告代理人の言が記載されていた。

　この判決は、2010（H22）年1月、上訴審（最高裁）で「女性を約2時間縛ったのは必要最小限の措置だった」として病院勝訴になっている。そのことに関して、朝日新聞は社説で、「—略— 考えさせられる判決」とし、「病院での拘束問題について、新たな立法措置が必要かどうかを検討しつつ、先ず政府が動く必要がある—略—「拘束は原則禁止」を基本とし、それを前提に、例外として許される範囲や実際的な手順を早急に—略—」（朝日新聞記事2010年2月14日）と述べている。一審での棄却が二審で病院敗訴になり、三審（最高裁）で逆転病院勝訴になった身体拘束事件である。

　この事案で懸念されるのは、看護師のせん妄患者への4時間かけた対応後の拘束であることと、二審時に指摘されているように一般医療場面では原則禁止というより、人手が足りない臨床での転落防止、安全確保のための方法を、拘束に頼ってしまっている現状である。二審の判決文では老人の訴えに対する対応を看護師の不適切な対応と論じている。せん妄状況の患者への対応に理解を求めたりオムツ強要のための説明や説得の仕方を不適切な対応と指摘している。

　拘束をしなくてもよい対象者への対応方法や拘束をしないで良い状況作りは大切な看護の一つである。そうした意味でも二審で論じられる如く原則禁止の出発点に立つことは大切なことだと考える。そのためには、拘束という方法がもたらす身体的影響を十分に理解することが必要になる。

　この研究は対象者のストレス反応を明確にすることで、拘束は原則禁止という看護者の考えへの内発的動機づけに役立てることを目的とする。

一見、自由度が高く拘束度は低いと思われるミトン拘束であっても、心理的ストレスがもたらす、倦怠感や疲労感、精神的意欲低下につながる微熱（岡、2008）やクレンチングの存在が明確になれば、対象者のための身体拘束の在り方を真剣に考えざるを得なくなるのではないか。

　止むを得ず行う身体拘束を行う場面があったとしても、入院中の対象者にウェルビーイングを担保にした上での本当に必要な拘束を適切な方法で行うことにより、看護師が身体拘束を行うことに対してジレンマ（山本、2005）や心情的葛藤に陥ることなく看護ケアとして適切な身体拘束を行うことができる。

　本研究の仮説はミトン装着継続により実験協力者が経験する主観的不自由さと、拘束ストレス理論を参考に、平常体温より体温1℃内の上昇、咀嚼筋の表面筋電図測定によりブラキシズム（咬筋 clenching event）の発現で心理的ストレスが検証できると考えている。

1.3　目的

　本実験の目的はミトン拘束1時間経過によるストレスの様子を生理心理学的に検討することである。身体拘束が与える身体的・心理的影響を生理心理学的な方法を用いて、筋電図を指標にしたミトン拘束時のストレスを明らかにする。

1.4　仮説

　本実験の仮説はミトン装着を1時間継続することにより、実験協力者が経験する主観的不自由さと咀嚼筋の非機能性収縮であるクレンチングの出現や体温の上昇（平常体温から1℃前後）を検証できることである。

1.5　社会的貢献

　安全確保・危険防止のために身体拘束は仕方がない、人員不足だから

仕方がないと、理由付けする根底に拘束肯定（身体拘束の正当化）の考えがあることを強く懸念する。看護の視点からは、拘束はしてはいけないが、状況において本当に仕方がなく行う行為、とでは大きな違いがあると考える。拘束ストレスを生理心理学的指標で明確にすることで、内発的に動機づけられた拘束禁止は、本来の意味での拘束最小化につながり、拘束しないでよい状況について、積極的な工夫を考える必要性に視点が向き、そのことが、看護の質向上の一助となることを期待する。そして「原則禁止」の考えを身体拘束時の大原則とする看護対応の出発点に明確に位置付けたい。「原則禁止」を大原則とすることは、入院・入所施設における対象者の治療・療養生活に対して、真に人権の尊厳を配慮した専門看護の提供に繋がり、対象者のウェルビーイングに貢献できるということができる。(竹田、2013)

　看護の本質を考える出発であると共に対象者への平穏な治療・療養生活の保障に繋がることを期待できると考える。

2．方法

2.1　実験期間

　実験は 20 ××年 Y 月 Z 日から約 3 ケ月間の、実験協力学生が実験に都合つけられる時間を優先しておこなった。

2.2　場所

　実験場所は A 大学の臨床生理学実験室で、実験室内に設置してある防音室を使用した。

2.3　実験協力者

　実験協力者は本研究の目的・意義を理解し協力に同意を得られた学生

で精神的、身体的に特記すべき事項がない健常学生とした。

　薬の服用、前夜のアルコール、タバコを禁じ、6〜7時間の睡眠時間を指示した。研究に先立ち、皮膚疾患の有無（湿疹・発赤などの観察）、飲食の時間、刺激物の摂取状況、月経の有無などを確認した。実験参加に関して、研究目的や対象者の権利保障について書面と口頭による説明を行い、同意を得られた大学生8名（20才代7名、40才代1名）、性別では女性4名と男性4名を実験協力者とした。

2.4　実験手続

　まず始めに、実験協力者の属性や健康状況、コントロール条件として依頼しておいた項目について確認し、実験前30分の運動、飲食の有無、治療中疾患の有無、月経中かどうかなどについても聴取した。1時間拘束臥床に備え実験開始前に排尿を促した。臨床生理学実験室内の防音室に簡易ベッドを設置し、室温摂氏23度、湿度50%にほぼ保つことができた。

　実験中は実験に関する苦痛の訴え以外は会話をせず開眼し天井を見ているよう説明した。（臨床での拘束患者もミトン拘束では何かの用件を訴えるほかは会話なく臥床している。会話できる状況で人が近くにいる場合はミトン拘束は不要で、臨床での状況が実験値に作用する負担とは考えなかった。むしろミトン装着患者と同じ状況でもあるとの考えである。）20min毎に計測すること、その3min前に口腔検温のための口閉じ指示をすること、尿意ある時は拘束を中断しトイレ終了後再開することを説明した。睡眠は実験協力者のストレス応答（ホメオスターシス）の一つとして無理には起こさず、20min間隔で体温測定のための口閉じ指示や体温測定をした。

　咬筋では、筋繊維の走行と平行になるように両側咬筋中央部にディスポーザブル電極を貼付して、異常咬みしめ、換言すれば、非機能性咬み

しめによる咬筋収縮を導出した。

　実験前夜と実験直前の注意事項として、睡眠時間は自分の平均睡眠時間か6～8時間はとる。飲酒・喫煙は遠慮願う。前夜10時以降の食事は避け、朝食は普通に食べることへの協力を実験協力者に指示した。更に、実験協力者の服装は締め付けのない衣類で実験協力者の通常適温調節服装とした。臥床による体温発散や体温調節を保つために、本人の希望により軽いタオルケットを身体にかけて実験協力者個別の快適温度調節を行った。

　拘束臥床中の睡眠や咬合筋の緊張等、ストレス応答としての自然のコーピングを考慮すると、ある程度の時間経過は必要であるが実験協力者への精神的・身体的負担を考慮して、1時間計測とし、1時間継続のストレス反応測定を目的とした。

　基礎的知識の確認と実験機材の操作手法を得るために予備実験を行い本実験に備えた。予備実験は院生7名の協力を得た。予備実験の実験協力者は1時間の拘束臥床で疲労感を訴え、1時間が協力の限度だった。以上のことからミトン装着による拘束状況で臥床中のストレスを開始時、20min後、40min後、60min後の測定を行うこととした。

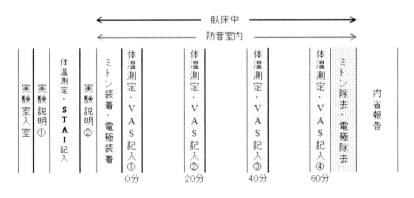

図2-1　実験手続きと流れ

拘束具として使用したミトンは老人施設や病院で使われている拘束用ミトンを用いた。

　素材は表地がネル綿100%（防縮加工）で中地はフェルト、ポリエチレンである。手掌側に指の屈曲坊止のための薄板が挿入してあり、指の前屈はできないが、内部にゆとりがあり、指の開閉の動きは可能なタック付きになっている。

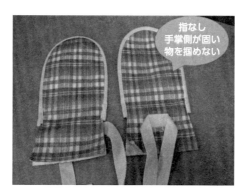

図 2-2　使用したミトン

2.5　心理的ストレスの測定

　ミトン拘束による心理的ストレスの生理心理指標として、（1）左右咀嚼筋（咬筋）の表面筋電図、（2）舌下温を測定した。また（3）Visual Analog Scale（VAS）を用いて 7 種の主観的感情評価を測定した。

　以下に測定法の詳細を述べる。

　なお実験協力者の特性不安を、STAI-Ⅱにより開始前に測定した。

1）左右咀嚼筋（咬筋）の表面筋電図

　ミトン拘束期間中、継続的に左右咀嚼筋（咬筋）の表面筋電図を測定した。筋電図測定用電極は、図2-3に印した咬筋上に、ディスポーザブ

ル電極一対を 2cm 離して装着した。前処理として、接触抵抗を低下さ
せるため、装着部位をアルコール綿で脱脂・消毒した。

　左右筋電図電極は、ニホンサンテク社製 8ch アクティブ電極ボックス
BA-u012m の入力端子 G1 と G2 に専用アクティブ電極リード線を介し
て接続し、ニホンサンテク社製 8ch 多用途生体アンプ BA-1008 に入力
された。筋電図の増幅のため、増幅度は 500μV の入力が 0.5V 出力とな
るよう設定された。また時定数は 0.03s、高域カットフィルター（HFF）
は 3KHz に設定された。

　筋電図は、ニホンサンテク社製生体信号計測処理プログラム MPL2007
（ver1.22）によりリアルタイム表示するとともに、後のオフライン処理
に供するようパーソナルコンピュータのハードディスク上に記録された。

　筋電図は整流処理をおこない、安静時筋電図振幅の 3〜5 倍を示す値
をスライスレベルとして設定し、5min ごとにスライスレベルを超える
振幅の個数を数えた（5min 値筋活動）。スライスレベルは 100μV が 7
名、300μV が 1 名であった。

　時間経過に伴う筋活動の変化を検討する目的で、個人差要因を低下さ
せるため、5min 値筋活動を実験協力者ごとの総合計活動数に対する比
（相対値）に変換して分析を行った。また他の測度と比較するため、
5min 値筋活動を 4 区間合計した 20min 値筋活動、ならびに同相対値を
用いて分析を行った。

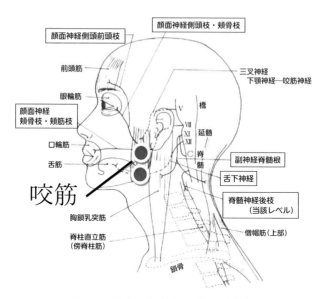

図 2-3　測定した筋電図電極装着部位

2）舌下温

　体温の測定には婦人体温計（口腔予測検温）を用いて少数第 2 位まで
を測定した。実測測定にしなかった理由は実験者が実験協力者の近くに
いる時間を短縮するためであった。

3）VAS

　主観的感情評価尺度として、Visual Analog Scale（VAS）を用いて、
①痛み、②痒み、③喉の渇き、④不愉快、⑤疲労感、⑥げっぷ、および
⑦胃部膨満感の 7 項目を評価させた。VAS 測定には、図 2-4 に示すよ
うな 10cm 長の直線の左右両端に 0（全くない）と 100（耐えられない）
と記したシートを示し、①〜⑦の個々の感情・症状の度合いを直線上の
任意の点数値を口頭で応答させるというものであった。

　VAS は、実験開始時、20min 後、40min 後、および 60min 後の 4 回

測定した。

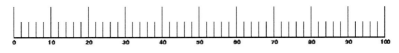

1)「今の痛みは下の図のどのあたりに相当しますか。」

図 2-4　VASシートの例

　尚、特性不安は STAI-II 型（State-Trait Anxiety Inventory）を用いて測定した。本調査票は、特性としての不安を 20 の質問項目によって数値化するもので、実験前に記載させた。統計分析は一元配置、分散分析 ANOVA 法（analysis of variance）を用いて分析し主効果有意水準は 0.05 以上とした。

2.6　倫理的配慮

　実験実施前に、本実験の目的と内容の説明と共に、以下に記載する倫理的配慮を口頭、および書面にて説明した後、同意書への記名・捺印で実験協力者の同意を得た。

①本実験は、実験協力者の意志によっていつでも中止でき、実験を中止しても本人の不利益にはつながらないこと、実験協力者の意志によって中途で実験が終了した場合は、当該個人に関わる資料は破棄されることを伝える。
　　さらに、実験で得られたデータは修士論文、学会発表・学術発表でのみ使用することを目的としており、統計的に集団で処理されるため、個人が評価・特定されることはないことを伝える。
②実施する検査やミトンは安全であることが確認されているものを使用する。

③実験中実験協力者が体調等の不調を訴えた場合は、直ちに実験を中止する。

④本実験で生体反応の測定を行うにあたり、実験協力者の月経周期および薬の服用を確認する必要があるが、薬の服用を制限することはないことを伝える。その際、女性実験者が実験協力者に月経周期を確認する。また、薬を服用した際は、薬の種類・名前・効能を記録して頂くことを伝える。その薬が生理指標に影響を及ぼすことが判明した場合、その実験協力者は分析から除外し、当該実験協力者の資料を破棄する。

⑤実験は指導教授と連絡がとれる状況で実施し、実験協力者に緊急事態が生じた場合は速やかに指導教授に報告し、指導教授の指示に従って対応することを伝える。

3．結果

　本章では、2節で述べられた方法に従って実施した実験結果について、左右咀嚼筋（咬筋）の表面筋電図、舌下温、主観的感情評価の順に述べる。

　開始時間などの関係で1時間計測できていない人も貴重なデータとして使用しているため途中までの折れ線グラフも含まれている。

3.1　左右咀嚼筋（咬筋）の表面筋電図

　図3-1は、ある実験協力者における身体拘束開始直後から5min咀嚼筋の表面筋電図の整流波形記録を示したものである。縦軸は整流波形の振幅を示し、0.1は$100\,\mu V$、1.0は1mVを示す。拘束仰臥位の背景筋電図活動はおよそ$0.03 \sim 0.04\,\mu V$であり、これを超える自発筋電位が不定期に出現している。本協力者については、$300\,\mu V$を超える比較的大きな筋活動の5min数を計数し、1時間にわたる計数値を表3-1に示す。なお実験協力者（sub）2〜8については、$100\,\mu V$を超える筋活動を計

数した。

　こうして全実験協力者について求めた5minあたりの筋活動数を、全
実験協力者について図3-2に示す。

　個人差が大きいので、各5min毎の筋活動数を、全筋活動数に対する
比として図示したのが図3-3であり、これを実験協力者間で平均値を求
めたのが図3-4である。これをEMG（electromyogram）相対活動（5min
値）と呼ぶことにする。

　表3-2に、EMG相対活動（5min値）を4区間合計し、EMG相対活
動（20min値）として拘束開始から20min、21～40min、および41～
60minの平均値として実験協力者ごとに示し、図3-5に折れ線グラフと
して図示した。実験協力者7以外は拘束時間が継続するとEMG活動が
増加している様子が伺える。

　図3-6に、全実験協力者の平均EMG相対活動（20min値）を、拘束
開始からの時間経過（20min、21～40min、および41～60min）の関数
として図示した。図からわかるように、ミトン拘束時間の継続により筋
電図活動が増加している。

　分散分析ANOVA（analysis of variance）分析で時間経過の主効果は、
p=.056と有意傾向を示した。

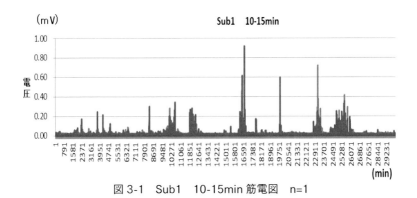

図3-1　Sub1　10-15min 筋電図　n=1

表 3-1　EMG5min 間の 0.3 と 0.1 任意ユニット単位以上の回数（個人別）

sub	min / 任意ユニット単位	1	5	10	15	20	25	30	35	40	45	50	55	60
1	0.3 以上	7 (1)	14	16	6	18 (9)	19 (3)	12 (2)	3	16 (3)	11 (2)	11 (3)	12 (6)	5 (1)
2	0.1 以上	1 (1)	0	2	0	0	0	0	1 (1)	2	0	0	0	0
4	0.1 以上	1	1	0	2	0	1	2	4	2	6	20	3	/
5	0.1 以上	1	0	?	0	1	1	1	1	1	3	6	2	0
6	0.1 以上	2	2	0	1	1	4	1	10	/	/	/	/	/
7	0.1 以上	5	2	8	8	9	0	6	1	0	0	4	7	/
8	0.1 以上	0	0	1	0	1	0	1	15	7	1	12	/	/

注 :Sub3 は筋電図なし。/ は筋電図なし

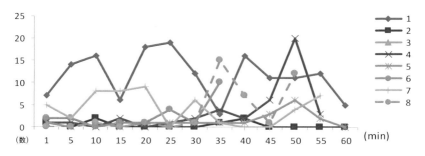

図 3-2　EMG5min 間の 0.3 と 0.1 任意ユニット単位以上の回数
（個人別）n=8

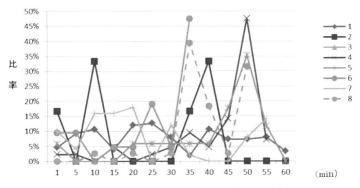

図 3-3　実験協力者毎の EMG 活動（5min 値）n=8

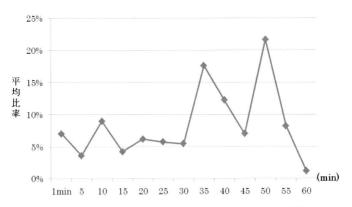

図 3-4　全実験協力者の平均 EMG 相対活動（5min 値）n=8

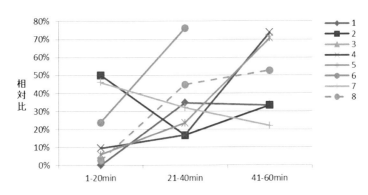

図 3-5　実験協力者毎の EMG 相対活動（20min 値）n=8

表 3-2　実験協力者毎の EMG 相対活動（20min 値）数 n=8

	1-20min	21-40min	41-60min
1	29%	35%	33%
2	50%	17%	33%
4	10%	17%	74%
5	6%	24%	71%
6	24%	76%	
7	46%	32%	22%
8	3%	45%	53%

	1-20min	21-40min	41-60min
mean EMG event	24%	35%	48%

mean EMG event

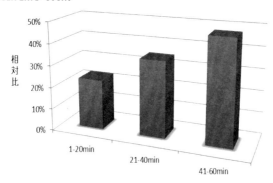

図 3-6　全実験協力者の平均 EMG 相対活動（20min 値）p=.056　n=8

3.2　舌下温

　表 3-3 に、実験協力者ごとの舌下温記録を示す。実験協力者 3 では開始時および 60min 経過時の資料が欠落している。また実験協力者 6 で

も60min経過時の資料が欠落している。図3-7は、実験協力者別に舌下温の拘束時間経過に伴う変化を図示し、図3-8には全実験協力者の平均舌下温の変化を図示する。

　図からは、舌下温がミトン装着後若干増加した後、仰臥位でベッド上で拘束されると低下したが、時間経過に伴う変化は実験協力者間で一貫しなかった。

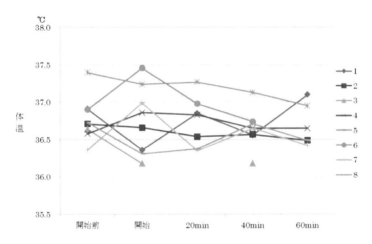

図3-7　実験協力者別20min毎の舌下温　n=8

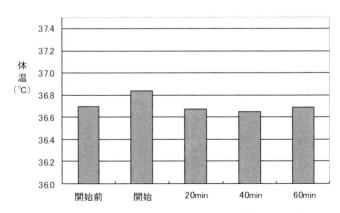

図3-8　全実験協力者の平均体温相対値（20min値）

表 3-3　実験協力者毎の口腔舌下温　n=8

協力者 ＼ min	開始前	開始	20min	40min	60min	差
1	36.91	36.36	36.85	36.56	37.1	0.74
2	36.71	36.66	36.54	36.57	36.49	−0.17
3	36.64		36.18	36.18		0
4	36.58	36.86	36.83	36.65	36.67	−0.19
5	37.4	37.24	37.27	37.13	36.95	−0.29
6	36.22	37.46	36.98	36.74		−0.72
7	36.36	36.99	36.35	36.65	36.42	−0.57
8	36.73	36.31	36.38	36.71	36.49	0.18

	開始前	開始	20min	40min	60min
体温平均	36.7	36.8	36.7	36.6	36.7
	0.4	0.4	0.4	0.3	0.3

3.3　VAS（Visual Analog Scale）（主観的感情評価）

　VASによる主観的感情として、痛み、痒み、渇き、不愉快、疲労、げっぷが出る・または出そう、胃が膨らんだ感じを拘束開始時、20min後、40min後、および60min後の4回測定したが、げっぷが出る・または出そう、胃が膨らんだ感じについてはすべて0回答であったので、ここでは痛み、痒み、渇き、不愉快、疲労の結果についてのみ報告する。

　分析方法は分散分析ANOVA法（analysis of variance）を用いて分析し、主効果有意水準は0.05以上とした。

1）痛み

　図3-9は、VASによる痛み得点を実験協力者ごとに、時間経過の関

数として図示したものである。開始時はほとんど反応がなかったが、時間経過につれて高得点を示す実験協力者が増えている。図 3-10 に、拘束開始時、20min 後、40min 後、および 60min 後の平均痛み得点を図示した。拘束 40min～60min の間に 10 から 25 へと大きく痛み得点が増加している様子がうかがえる。ANOVA 分析で時間経過の主効果は、p=.051 と有意傾向を示した。

2）痒み

　図 3-11 は、VAS による痒み得点を実験協力者ごとに、時間経過の関数として図示したものである。開始時はほとんど反応がなかったが、時間経過につれて高得点を示す実験協力者が増えている。図 3-12 に、拘束開始時、20min 後、40min 後、および 60min 後の平均痒み得点を図示した。拘束 20min～40min の間に平均 10 点増加し、その後 60min へと若干減少している様子がうかがえる。時間経過の主効果は、p=0.144 と有意ではなかった。

3）渇き

　図 3-13 は、VAS による喉の渇き得点を実験協力者ごとに、時間経過の関数として図示したものである。開始時はほとんど反応がなかったが、時間経過につれて高得点を示す実験協力者があらわれている。図 3-14 に、拘束開始時、20min 後、40min 後、および 60min 後の平均渇き得点を図示した。拘束 20min～40min の間に平均 10 点以上増加し、その後 60min へと若干減少している様子がうかがえる。時間経過の主効果は、p=.019 と有意であった。

4）不愉快

　図 3-15 は、VAS による不愉快度得点を実験協力者ごとに、時間経過

の関数として図示したものである。開始時は 2 名の実験協力者が 30 点、その他は 0 点であったが、時間経過につれて得点は徐々に増加した。図3-16 に、拘束開始時、20min 後、40min 後、および 60min 後の平均不愉快度得点を図示する。

　拘束開始直後から 20min までに平均不快度得点は大きく増加し、40min 後に最大値をとったあと 60min へと若干減少する様子がうかがえる。時間経過の主効果は、p=.021 と有意であった。

5）疲労

　図 3-17 は、VAS による疲労感得点を実験協力者ごとに、時間経過の関数として図示したものである。5 名の実験協力者が開始時から 10〜30 点、他の 3 名の実験協力者は 0 点であったが、時間経過につれて得点は徐々に増加した。

　図 3-18 に、拘束開始時、20min 後、40min 後、および 60min 後の平均不快度得点を図示した。拘束開始直後から 20min、40min へと疲労感は増加し 60min 後に最大値を示した。時間経過の主効果は、p=.005 と有意であった。

　以上の結果は、ミトン拘束による主観的感情が、不快感、のどの渇き、皮膚の痒み感が早々に増したあと、疲労、痛みの順で強く現れることを示しているといえよう。

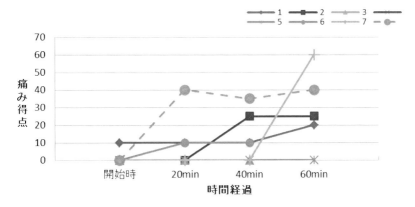

図 3-9　VAS 痛み得点（個人別）n=8

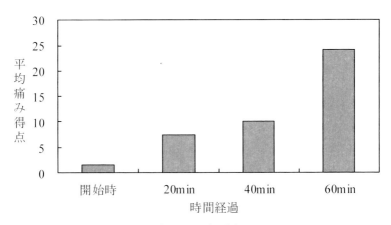

図 3-10　VAS 痛み得点（平均）*p=.051*　n=8

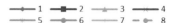

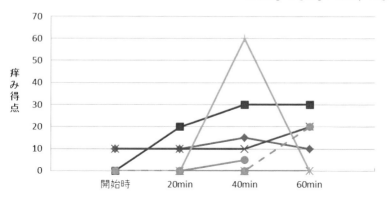

図 3-11　VAS 痒み得点（個人別）n=8

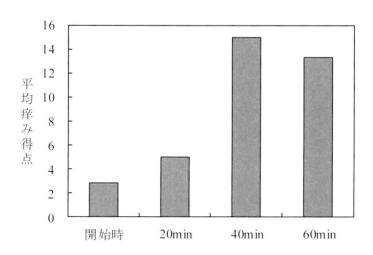

図 3-12　VAS 痒み得点（平均）*p*=0.144

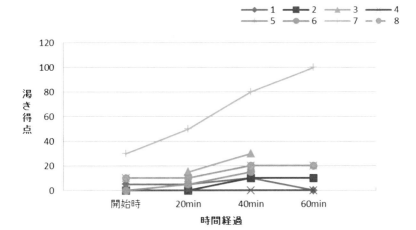

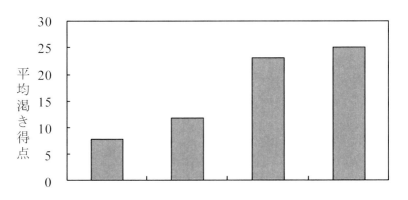

図 3-14　VAS 喉の渇き得点（平均）*p*=.019　n=8

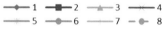

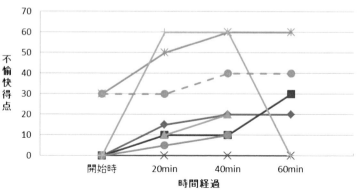

図 3-15　VAS 不愉快得点（個人別）n=8

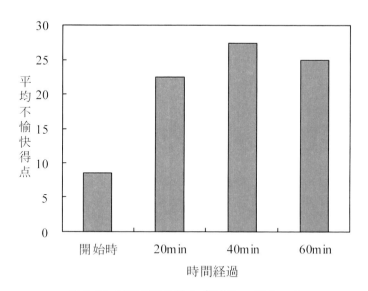

図 3-16　VAS 不愉快得点（平均）p=.021　n=8

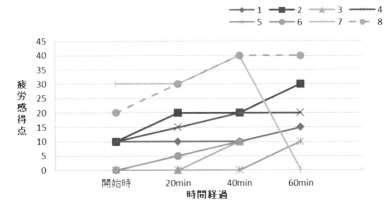

図 3-17　VAS 疲労感得点（個人別）n=8

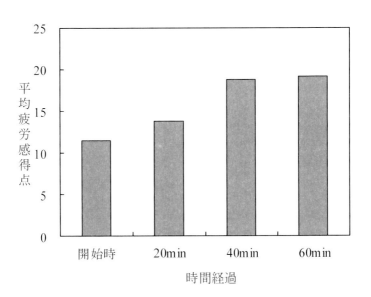

図 3-18　VAS 疲労感得点（平均）*p*=.005　n=8

　尚、STAI-Ⅱによる特性不安の結果は、実験協力者全員がやや高い傾向の不安傾向を示す同じ傾向を示した。

4．考察

　身体拘束の中でも、自由度が高く拘束度は低いと思われがちなミトン拘束に特化して生理心理学的な視点から考察する。

　身体拘束という行為が医原病ならず看原病を作らないという観点から拘束ストレスを精神的ストレス反応として顎関節症や呑気症、慢性ストレス性高体温症（岡、2008）を視野におきながら咬筋の緊張や体温上昇、主観的評価指標として VAS と実験実施前に STAI-Ⅱ をつかって計測してみた。

　具体的方法としてはミトン装着した状態での 1 時間経過を体温、表面筋電図及び VAS 評価、STAI-Ⅱ を時間経過に伴う変化として計測の対象とした。以下にそれぞれの評価指標とストレス反応について考察する。

4.1　研究方法について

　先行研究を検索すると、研究方法については身体拘束を体験的に試み感想を述べるという形式は多く報告されている。しかし、生理心理学的に研究したものについてはほとんど見られず、倫理的配慮に対する看護者のジレンマ（山本、2005）や身体拘束についての認識調査が多い（小島ら、2008）。最近、散見するのは実際に看護者が体験しての感想聴取である（平栗・橋爪、2008）。著者が所属した大学の看護学臨地実習開始時に 5 分から 10 分実習前に拘束を体験させて、実感として身体拘束を学習した後にベッドサイドに臨むようにしている教科もある。

　拘束ストレス理論は、ラットによる実験が心理学領域等から多く報告され（データーベスに拘束ストレスで検索すると 227 ヒットする）ストレス疾患の理解などに活用されているが、人の身体拘束理解には利用されていない。

　主観的評価も含めて指標に基づき計測したい時、ラットなどの拘束ストレス理論からの演繹理解では限界があり、臨床的実用的知識として確認す

るには人を対象にすることも許されると考えたい。倫理的配慮からは実験協力者に侵襲性の少ない方法として咬筋の表面筋電図（sEMG）と口腔舌下温測定、主観的測定法としての質問紙法の選択は妥当であったと考える。

　今回の実験は、人を対象にした初めての実験で、実験協力者にとっては拘束という精神的・身体的、且つ時間的拘束（実験前後を含め約2時間）など負担度が高いことが懸念された。実験趣旨に理解ある協力者に限定したため実験対象者が少なく、実験機材操作不備や実験協力者の時間制限などのための計測時間不足のデータも大切なデータとして使用している（図や表の空白はそのことを示す）。

　統制群については、日常的に健康体で呑気症、顎関節症、慢性微熱などの症状のない人であれば異常咬み込みはないとした。仮に異常咬み込みがあっても少ないと考え統制群は1例しか計画していない。科学的検証という意味では今後の課題であろうか。

4.2　観察時間に関して

　本来、臨床では目的的に短時間の身体拘束をすることでの問題は少ない。加えて点滴などの医療行為を安全に終了させるための身体拘束はこの研究の視野外である。看護場面による安全確保・転倒転落防止のための身体拘束は、少なくとも家族などの面会時間を除いたすべての時間のことが多く、決して1時間ではない。この研究の動機になった一宮ミトン拘束訴訟裁判では2時間拘束を短時間と述べている。患者の苦痛を検証するには、そうした時間経過を観察すべきであるが今回は倫理的配慮として1時間の計測とした。

　予備実験も含めて実験という試みに快い協力を得ることができたが、実験協力者は内省報告では1時間で強い苦痛を感じたと述べている。

　特に体温上昇に関して慢性ストレス熱の仮説については1時間の計測では明確にすることができなかった。

実験開始時間については疲労感の少ない午前10時前後が理想的と思われたが、協力学生の学生生活を優先した実験時間帯になったため統一した時間設定ではない。しかし、ほぼ午後の時間帯から夕刻16時迄となった。

4.3　結果について

1）左右咀嚼筋（咬筋）の表面筋電図

　クレンチングについては、最近では、小児科領域における疾患の理解にも役立てられている（加納・有阪、2006）。二次性夜尿症だけでなく、一次性夜尿症の精神的ストレスに関係するものにストレス・バロメーターとして理解され、異常を示す症例では抗うつ剤の効果を認めたり、また不登校の原因の一つであるいじめに対してのストレス・バロメーターや各種疾患での臨床応用の可能性についても述べられてきている。図4-1はそのことを消化器心身医学の見地で図解したものである（小野、2005）。

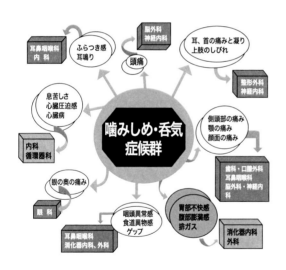

精神的な不安，緊張や種々のストレスに曝されたときに頭頸部の筋緊張がもたらされると噛みしめ，呑気が誘発され，各診療科の症状を出す．この症状による受診科巡りがドクターショッピングとなっている．

図4-1　ストレスによる咬みしめと呑気症候群
（消化器心身医学 p1549 に表題は筆者加筆）

表面筋電図(sEMG)は筋肉収縮時における神経・筋単位(neuromuscular unit:NMU) の活動電位の記録であり、実験協力者への侵襲なく行えるので便利といわれている。

　そうしたことから、身体拘束時の心理的ストレス測定にも指標とすることを試みた。非機能性咀嚼・咬みこみ運動をクレンチングと考え測定したが、図3-4で60min値が下降しているのは計測前3minの口閉じ指示とその後の体温やVASの計測時に一致する。計測時は非機能性咬みこみがなかったことを意味していると考えられる。

　また、更に言えることはこれで終了という実験協力者の気持ちの影響、安堵感の表れと推測できる。

　咀嚼筋の収縮の一つである非機能性咬筋の緊張をクレンチングとして、その出現回数（クレンチングイベント）である弱いクレンチングはストレス解消のために発生している（田原、2009）との報告もある。そのこと自体が身体に悪影響かどうかは問題であるが、弱い振幅もストレス反応に対する機能であるとすればストレスが確かにあることの事実として考えられた。しかし、それを数えると無数になるので0.1以上をカウントした。（Sub1は0.3以上のカウントになっている。）

　実験協力者別に単層性が多い人、多層性が多く出ている人などそれぞれに振幅波形は違ったが大きな傾向としては時間経過で緊張波形増強がみられた。今回はシンプルに、ストレスの有無にのみ着目し回数の計数化をしたが、ストレスの重度を視点にすれば、波形の持続時間や層性の計測等を行い顎関節への負担度の理解が必要である。

　計測時の咬みしめ振幅反応は計測時には一人を除いて見られていない。口閉じや口腔検温時やVAS測定の会話中は無意識の咬みこみ反応はないことが示唆されている。

2）舌下温

　岡（2008）はマウスの実験で、20分以内に1.5℃上昇と述べているが、1時間経過の中での変化は大きな変動に共通の傾向はなく、個人差が顕著であった。予備実験では20分後に一度上昇し、その後に少し下降するとの印象であったが本実験では開始時に上昇がみられた。これは実験協力者と実験者の関係であろうか。予備実験は授業などでの重ねた面識があり、実験目的や内容に積極的アドバイザー的で被験者として協力的な人達であったことに比較し、本実験は実験協力者にとっては2回目の面識であった。本実験での実験協力者の緊張は大きかったと考えられる。臨床での老人が拘束される時と状況は少し違うが不安や緊張感という点では類似するのかもしれない。

　また、体温は眠気や睡眠との関係も大きい。実験中の自覚的訴えに、眠たいとの表現があり閉眼や欠伸は多く見られた。

　体温については実験中、体の部分的ポカポカ感を述べた人があり、体験論文（甲斐、2004）や今回の予備実験からも得られたので、1時間経過の中で明確な体温上昇が認められることを期待したが、本実験1時間の中では認められなかった。体温下降傾向にあったのは眠気、若しくは、傾眠がちの状況が影響していることが考えられる。尚、ラットの場合は弱い拘束刺激20分で体温上昇がみられたと報告されている。（岡、2008）

　体温上昇は個人差が大きかったが概観して言えることは、20分後に上昇しその後は下がる。しかし、開始時と比較すると上昇している例もあった。

　その人の体温の1℃範囲内の体温変動は通常は有熱とはしないが、1℃超える程度を微熱と呼び一番倦怠感が大きい時であると予測したが微熱と呼ぶほどの上昇は見られなかった。

　偶然に得た数値であるが、尿意の我慢では体温が上昇し排尿後も40

分ほどは平熱にはならなかった。このことでは、オムツが嫌で我慢している状態を推測することができる。

3）VAS

　VASではストレス時の空気飲み込みを仮定し（呑気症の誘発）ゲップと膨満感を評価項目に挙げたが全員0であった。しかし、経過中唾液が口腔に頻回に貯留し、その都度、唾液呑み込みの嚥下反射が頻回に行われていた。筋電図では大きな振幅ではなくクレンチングとしてはカウントしていない。

　痒みは一定のところではなく顔や腕など手が自由であればふとその個所に手がいき軽く掻く程度ではあるが、掻かないでいても強い痒みにはならないで、違う場所に痒みが飛んだりする痒みであった。痒い部分は顔や耳など表出部分とミトンの中の手掌であった。筆者の実感では、モゾモゾする痒みの連続は決して気持ちの良いものではなかった。これは皮膚の乾燥と関係があるのか、緊張による精神的発汗部位との考察等が必要であるが今回は考察していない。不愉快や疲労は60min値において評価点が低くなった。これで実験終了との思いが影響していると考えられる。不快に始まり喉の渇きと疲労感が強くなり痒みや身体の痛みが加わっていく経過を示している。

　生理的指標はミトンと拘束という負荷により増加している。

　臨床上では、ミトンが汚れ、悪臭を放つため頻繁に洗濯をする。また、先行研究では蒸れない、洗濯可能なデザインや素材の工夫をテーマにしたものが多い。今回の実験中の痒みについては「手掌にある」や「手や顔のぽかぽか感」を述べている。

　以上のことから、主観的感情評価（VAS）では「ミトン」については明確な発言はなかったが、クレンチングイベントが時間経過で増加している（図36）。このことに着目すると、主観的に感じることに先行し

て咬筋の過緊張など身体的には確かに反応していることを重要視したい。

　こうした拘束の対象者は老人で、しかもせん妄や認知症の自分で意思表示のできない人達である。老人の言葉による訴えだけに頼ってはいけないことが示唆されたと言えよう。

　今回、掛布団は利用していない。寝床内気候は眠るに快適な環境つくりである。眠り防止のために今回の実験では各実験協力者が寒く感じない程度とした。

　そのことで結果として考えると体温への影響や手掌への汗の影響もあったと思われる。

　今回は、実験協力者への負担を考慮し、1時間の実験しかできなかったが、1時間継続だけでも時間経過で患者のストレスが増えることを明確に測定できたことは看護理論の一つとして意義あるものと考える。

5.　結論

1）拘束1時間の口述評価による主観的感情評価では著明な影響は認めなかったが、主観的知覚の痛みやかゆみに先行して身体的負担をクレンチング数の増加で証明できた。
2）安静臥床、仰臥位と両上肢ベッド策に固定という、行動制限的身体の拘束は十分にストレスを与えていた。
3）軽い痒みが顔面や手掌に頻回に出現しては消え、手が使えない苦痛で不愉快感や疲労感は時間経過で増強していた。
4）VASや終了後の内省報告では、ミトン装着で両上肢をベッドに固定した仰臥位継続は、1時間が限界でこれ以上は我慢できないと述べていた。
5）げっぷや胃部膨満感は一人も認めなかったが、唾液が頻回に口中に

分泌貯留し嚥下反射で無意識に飲み込んでいた。

6）時間経過とクレンチング、VASの疲労・痛みは相関して増加した。

7）不快に始まり喉の渇きと疲労感が強くなり痒みや身体の痛みが加わっ
　　ていく経過が示唆された。

引用・参考文献

浅井邦彦（1999）、精神科医療における行動制限の最小化に関する研究班報告（主
　　任研究者浅井邦彦）、精神科病院の処遇調査（国立病院対象）

飯田英男・菅原浩幸・松月みどり（2010）、身体拘束裁判から何を学ぶか、座談会、
　　医療安全、No.25、SEPTEMBER、p16

飯野栄治・柳橋稔（2002）、身体拘束に関する実証的研究への取り組み―看護者が
　　長時間拘束を体験して―、精神看護、01、29（1）、p34-38

一宮身体拘束事件（2006）、賃金と社会保障 1480、p43-69

一宮身体拘束事件（2008）、TKC

一宮身体拘束事件（2010）、最高裁判所民事判例集 64 巻、1 号、p219

稲葉一人（2008）、身体拘束の原則と例外―医療機関であっても患者の身体的自由
　　を奪うことは原則違法である―、Nursing BUSINESS、2（12）、p76-77

岡孝和（2008）、疲労と微熱、治療、90（3）、p526-530

岡孝和（2008）、ストレスと体温調節、心身医、48（7）、p631-636

小河育恵・佐藤小百合・吉田早織（2005）、ICU における開心術後の患者の上肢抑
　　制の検討、奈良県立医科大学看護学科紀要、1、p21-29

小野繁（2005）、消化器心身医学―各病態へのアプローチ、Modern Physician、25
　　（12）、p1548-1554

小野繁・中奈央子・花田耕治（2005）、日本心療内科学会誌、呑気症状と機能性消
　　化管

障害について―ストレスや心理的因子がもたらす呑気機構の新しい知見から―、9、
　　p210-216

甲斐学（2004）、苦痛が軽減される身体拘束のために―看護者が拘束体験を実施し
　　て―、第 29 回日本精神科看護学会看護研究論文、15、p202-295

金子光（2002）、保健師助産師看護師法の解説、日本医事新報社、東京、p19

加納健一・有阪治（2006）、小児科領域におけるストレス・バロメーターの臨床応用、小児のストレス・バロメーター、Dokkyo journal of medical sciences、33（3）、（10—25）、p249-295

小島圭太・田中佐知・藤原麗花（2008）、身体抑制に対する看護師の意識調査と今後の展望―急性期の脳外科・神経内科病棟における身体抑制―、Medical Journal of Aizawa Hospital、6（1）、p45

鈴木知美（2009）、排泄ケアで最期まで尊厳を保つ、Nursing Today、5月臨時増刊号、p82

竹田壽子（2013）、一般病院でのミトン拘束裁判を通して看護の本質について考察する、共創福祉、8（1）、p1-10

田原靖章（2009）、クレンチングはストレスを緩和するのか？、科研研究費補助金研究成果報告書

中木高夫（2001）、看護介入としての抑制ではなく、身体拘束なら…、月刊ナーシング、Vol.21、No.9、8、p42

廣瀬和彦（2007）、筋電図判読テキスト、第2版、文光堂、p45

平栗まゆみ・橋爪圭三（2008）、看護師が身体拘束を体験して見えてきたもの、第39回精神看護、p101-103

宮前啓子・寺本和子・岡田辰江・河野知範（2008）、第33回今月のくふう身体拘束緩和のためのミトンの作成、ブレインナーシング、24（9）、p871-875

松尾友子（2007）、重症患者の抑制、鎮静、鎮痛、対策の実際、重症集中ケア、Vol.6、No.7、p41

松本佳子（2002）、精神科入院患者にとっての身体拘束の体験、患者と家族のインタビューから、日本精神保健看護学会誌、11（1）、p79-84

向井榮子（1999）、「抑止廃止」の理想と現実、看護の変化、看護、11（51）、14、臨時増刊号、p72-75

山本美輪（2005）、看護系経験年数による高齢者の身体的抑制に対する看護師のジレンマの差、大阪府立大学、日本看護管理学会誌、9（1）、p5-11

第3章

法律に基づく身体拘束について

──精神科病棟の拘束を通して

看護場面の身体拘束を考える端緒として──

［要約］

　医療の中での身体拘束については、多くの人が治療のためには仕方がないと考える一方で、倫理的・道義的な批判もある。看護場面での看護師が主体的にかかわる拘束も多いことを鑑みると、今後、看護師が判断する看護場面の拘束についての更なる考察は必要になると考える。先行研究では、拘束を論ずる時に現行法として法定化されている精神保健福祉法から、拘束についての、用語や規定が引用されている。拘束に対する規定は、現行法としては、精神保健福祉法での拘束のみであり、現在、運用しているしくみなので、それと対照させて考えることは、合理的といえるだろう。しかし、その用い方について、疑問になる文献が散見される。適切な議論には、身体拘束に、なぜ法規定が必要か、法規定の背景や規定に準じて運用するということの意味と内容の理解が必要である。行動制限に対する法制度の概念と、患者に必要な拘束場面を、具体化して論じなければ、適切な議論は成り立たない。

　この論考では、身体拘束に対する法制定の根拠を確認し、具体的運用の現状を明確にすることで、特に看護師が判断する拘束について考える端緒となることを目的としている。

キーワード：身体拘束最小化、精神保健指定医、精神保健福祉法、法的
　　　　　　手続き、看護師判断、憲法第 31 条、身体拘束、行動制限

1．緒言

　そもそも、人の自由を奪う行為は、何人にも行うことは許されない。それは医療の中でも決して例外ではない。憲法にもうたわれている自由の権利と平等の考えから、今後は医療における拘束への批判も表出されるものと考える。看護場面での拘束を、納得いく理論に基づき実施していくためには、適切で丁寧な議論を要する。そのためには理論的背景が共有され、身体拘束の目的と看護の専門性を明確にして、それぞれの場面に即した議論を深めていく必要がある。

　その意味で、先行研究に見られる「精神保健及び精神障害者福祉に関する法律」（以下、精神保健福祉法と略す）の不適切な引用を考察し、精神科医療の中での法規定誕生を遡及して理解すると同時に、現在、施行されている法規定のしくみを具体的に俯瞰する。

　法律は、憲法 31 条で「何人も法律の定める手続きによらなければその生命若しくは自由を奪われない」と規定している。そして精神保健福祉法は、我が国の憲法思想とフランスの 1838 年法を基礎に置いて規定されていると言われている。（須藤、2007）

　1838 年法は、フランス革命での自由・平等の精神からフランスが最初につくった法規定として生まれた法律である。自由と平等は、国民の権利として位置付けられ、手続きなしには、人の自由を奪うところの隔離や拘束などはできないとしている。そうした理念を大前提として、精神科医療では治療の目的で、ある状況下においてのみ特別に許された、「人から自由を奪う」隔離・拘束が法律に基づいて認められているのである。精神保健福祉法において、精神科病院における病院長に許された拘束についての 36 条と 37 条の内容がそれである。

　「病院長に許された拘束」の意味・内容・具体的運用方法について本論で詳細を述べる。

本稿は、看護がかかわる場面における身体拘束を、正しく理解し目的に即した拘束について理論的に考えることを目標にしている。先行研究では拘束を論ずる時に、現行法として法定化されている精神保健福祉法の拘束について、語意や告示が引用されているが、その引用に適切性を欠くと思われるものが散見される。行動制限に対する法制度の概念と拘束場面を具体化して論じなければ、適切な議論は成り立たず、そこから導き出される結論には大きな離齬が生じる。

2．先行研究を通して共通理解とすべき事項について

　何を身体拘束とするか、身体拘束の定義やその必要性を実態調査から、石川（2002）は「回答者によって大きく意見がわかれ、その判断基準によって、実際に行われている拘束行為の実施率に違いが出ている」という。どんな拘束が看護上で必要な拘束とされているか、具体的な範囲については明確化が必要であり、転落防止や安全の確保のための身体拘束は、本当に客観的妥当性を満たしているかなど、細かい検討も急がれる。

　そうした中で、問題になるのは先行研究中の精神保健福祉法の引用である。適切な理解で、正しく参考にされてはいないようで、問題と考えられるものを以下に列挙する。

１）中木（2001）は『1988年4月8日に厚生省の告示が出て、「〈身体拘束〉とは、衣類または綿入り帯等を使用して、一時的に当該患者の身体を拘束し、その運動を抑制する行動の制限をいう」と定義しているので、正式には〈身体的拘束〉、あるいは最近の厚生労働省の森田博通さんの文章で用いられている〈身体拘束〉と呼んでいくべき―略―』と述べている。厚生省（当時の名称。以後2001年以降は厚生労

働省と記す）告示の引用部分は、精神保健福祉法 36 条 3 項の規定に基づき厚生労働大臣が定める行動の制限に対する告示である。

　換言すれば、これは、精神科病院に適用する精神保健福祉法上の拘束具を用いた拘束の定義づけである。後者の森田博通さんの文章とは、老人施設における入所者を対象にしたもので、その場合はミトンやつなぎ等の手段も含まれるもので、内容の違うものを同じ用語に定義づけるには問題がある。

2）山本（2005）は看護学大辞典（内薗・小坂、1997）からの引用に続けて「厚生省 129 号（平成 11 年 5 月 11 日付）における身体的拘束の定義では"抑制"と"身体拘束"という用語が同様の意味で使用されている—略— 双方とも同等な概念として認識されている背景を踏まえて"抑制"という用語を使用する」と書いている。「厚生省 129 号平成 11 年 5 月 11 日」は「厚生省告示 129 号（昭和 63 年 4 月 8 日）」の誤りであり、前記の中木のいう告示のことである。さらに、身体的拘束の定義では"抑制"と"身体拘束"という用語が同様の意味で使用されていると書いているが、告示 129 号の規定とは『（身体的拘束）「衣類または綿入り帯等を使用して、一時的に当該患者の身体を拘束し、その運動を抑制する行動の制限」（下線は筆者)』のことである。身体拘束を身体的拘束と表し、定義づけているが、"抑制"については定義づけはなく、「同様の意味、同等な概念」で使用されているとは理解できない。

　拘束具については精神保健福祉法では、柵やカンバス布シーツ帯類、足抑え等までは含まれず、具体的に「身体拘束を行う目的のために特別に配慮して作られた衣類又は綿入れ」と、重ねて告示 130 号でも規定している。

3）小河（2005）は「拘束及び抑制は、広義に通信、面会、隔離を含む、対象の行動制限である。しかし、―略―（医療法36条、昭和63年厚生省告示128号、129号、130号）」と記載しているが、医療法36条ではなく精神保健福祉法36条である。精神保健福祉法の中では行動制限という概念があり、その中に身体の拘束・隔離・通信・面会などが含まれている。行動制限についての規定と同時に特に制限の強い身体拘束については、告示においてさらなる詳細な規定が設けられている。抑制については、説明用語としては使用されているが、行動制限の項目にはない。

　加えて、医療法と精神保健福祉法については、医療法は病院・診療所・助産所などの医療機関に関する法律であり、身体拘束を医療機関全般への規則ごととして、医療法の中で論じるのと、特別に精神保健福祉法で論じることでは基本的にその意味合いは大きく異なるものである。

　さらに前記の厚生省告示はそれぞれが独自で意味を持つものではなく、精神保健福祉法の各条文への細目として告示されたもので、36条や37条と関連づけて、はじめて意味を成すものであり、告示だけを切り取って考えることは、不合理な論旨を導きかねない。

4）一宮拘束裁判の後に書かれた文献で、山本（2011）は、老人福祉施設の医療行為ではない場合の身体拘束について、高齢者自身の自傷又は他害の恐れがある場合が問題となるが、精神保健福祉法36条を類推解釈すべきであると述べている。その説明として精神保健福祉法36条の「精神科病院の管理者は、―略―、その行動について必要な制限を行なうことができる」を引用し、「認知症自体が精神疾患の一類型である」から類推適用には問題がないと述べ、高齢者施設の高齢者が、自傷あるいは他害行為をする場合には、施設管理者（施設長）の判断により身体拘束を例外的に認めることは正当業務行為、あるい

は事例によっては緊急避難による違法性阻却の要件になるとの考えを述べている。一宮拘束裁判事件は筆者（竹田、2013）も看護の本質論として論じているが、最初に訂正したいことは、この訴訟は老人福祉施設の拘束問題ではなく、一般病院外科病棟での拘束問題である。いずれにしても精神科病棟以外の法適用の問題である。山本は、『「精神疾患の一類型であるから類推適用には問題がない」と飛躍して論じ、精神保健福祉法36条で管理者に必要な行動の制限を行うことができる』と述べ、さらに、緊急避難や医師法（17条、31条）保健師助産師看護師法37条但書で違法性は阻却されている。即ち、高齢者施設での身体拘束は正当な理由になると論じている。

　しかし、精神保健福祉法は疾患名に対しての適用ではないことは最初に明確にしておきたい。精神保健福祉法は行動制限の中での身体拘束について、その判断は精神科の医師でも病院の管理者でもない、精神保健指定医（以下、指定医と略す）と明確に限定している。ちなみに、指定医という身分は「みなし公務員」となっている。これは精神科医療の強制入院に備えた身分であり、同時に人を拘束するという人権問題に対する備えと考えられる。

　身体拘束の責任を管理者と規定し、身体拘束の適否の判断は、指定医だけが行うことができると規定しているが、管理者といえども私人である。私人に身体拘束は許されないということが根本的な考え方と理解したい。また、精神保健福祉法での拘束は、拘束具を使用した身体拘束に限っていることを考えると、類推適用することでの影響も懸念される。

　身近な報告から問題点を上記したが、これらの問題点は精神科病院の精神科患者への適用として定められた精神保健福祉法36条、37条とそれを受けた告示129号、130号を、単独で切り取っていることが原因だ

と思われる。

　また、基本的には、治療といえども身体拘束は人の自由を奪う行為には違いないという、国民の自由・平等の権利に対する認識の薄さも一因となっているように思われる。

　八田（2001）の「老人医療における身体拘束と精神医療における隔離・身体拘束また一般病棟の拘束との間に類似性もあるが、本質的には異なるため、あくまで参考としてとらえるべきものである」との言も参考にしたい。

3. 精神科医療の中の身体拘束

　看護場面での看護師が判断する拘束があるとすれば、そこには法規定が必要なことを述べてきた。医療の中の拘束に対する規定は現行法としては、精神保健福祉法での拘束のみであり、現在施行されているしくみなので、それと対照させて考えることは合理的だと考える。そこで本項では精神保健福祉法の実際を概観する。

　身体拘束は、現行法上は「処遇」の中に位置づけられ、行動制限として種々の規定が織り込まれている。本項はその中から拘束に特化して述べる。用語については、法文上は「身体的拘束」とあり、後述する研究班[1]の報告書や作成された指針では「身体拘束」となっている。臨床的には、身体拘束と使っていることが多いので、本項では「身体拘束」を用いている。他に抑制と拘束の違いなど、本来は吟味して使用すべき用語ではあるが、本項では特に区別しないで、「拘束具による身体拘束」について身体拘束として論じている。

　　＊1　平成11年度厚生科学研究（障害保健福祉総合研究事業）「精神科医療に

おける行動制限の最小化に関する研究班」主任研究者浅井邦彦

3.1　身体拘束の法的根拠について

　それまで、鎖でつながれることが多かった精神障害者を、1793 年にフランス人ピネルが鎖から解放した。精神障害者を「病める人」とした精神医療の歴史上最初の人であった。日本においては、東京帝国大学教授呉秀三（巣鴨病院長）が自宅監禁を批判する『呉秀三の「無拘束の理念」』の提唱により、1919（大正 8）年「精神病院法」が成立した。精神障害者対策は監督し保護するためだけの収容から医療へと前進した。そして、そのことは精神障害者の保護治療への始まりといわれている。

　現在の所、強制治療の要素を含む精神医療の中では、隔離や拘束は避けることが出来ない患者処遇の一形態である。しかし、人の隔離やそれ以上の精神的身体的障害をもたらす拘束についての合理的理由は、当然必要である。治療の為とはいえ、患者を医療者側の都合だけで拘束することは許されない。

　1950（昭和 25）年「精神衛生法」38 条（行動の制限）は、憲法 31 条「何人も法律の手続きの定める手続きによらなければ、その生命若しくは自由を奪われない」を受けて制定された（松下、1997）。精神衛生法 38 条（行動の制限）は「精神病院の長は、入院中又は仮入院中の者につき、その医療又は保護に欠くことのできない限度において、その行動について、必要な制限を行うことができる」と規定している。

　そして、精神障害者を拘束することが必要かどうかを、決定するため精神衛生鑑定医制度がもうけられている。拘束の問題については、精神障害者の「人権擁護と適正な精神科医療の確保」という観点からの見直しが重ねられてきたが、越川記念病院事件や朝倉病院事件のような[*2]、尚、繰り返される不祥事のこともあり、今後も検討されなければなら

ない課題と言える。不祥事件のことばかりではなく、薬や治療法の研究発展と共に、拘束の方法や内容も変化させて行く必要がある。その時の基本理念には、常に国民すべてに平等に保障されている「国民の基本的人権の享有、基本的人権の永久不可侵性」（憲法11条）、「奴隷的拘束及び苦役からの自由」（憲法18条）、そして、前記した憲法31条を念頭に置いて考慮すべきであろう。患者の処遇について、精神科患者を他の一般疾患患者と区別して考えたり、治療のためとは言え、客観的に合理的な理由なく行動の制限を強制することはできない。人が人を拘束するには憲法18条の「法的手続きの保障」の上でなければ実行できない（松下、1997）ことは、論を待たないことと考える。

  ＊2 ・神奈川県の越川記念病院で1989（平成元）年常勤の指定医の不在のま
     ま患者の行動制限等を行っていた。
    ・埼玉県の朝倉病院で2001（平成13）年不当な身体拘束の情報が県健
     康福祉部に入り数回の立ち入り検査と改善命令が出されている。

3.2　精神保健福祉法と身体拘束

 精神科の治療には、拘束をすることがやむを得ない場合があると（吉川、2001）言われ、野放図に行われていた身体拘束を「基本的人権の尊重」の理念として法律を制定したのは、1950（昭和25）年の精神衛生法に始まっている。さらに、1988（昭和63）年の精神保健法に（処遇）36条、37条として細目が加えられ、1995（平成7）年改正の現行法精神保健福祉法に引き継がれている。1999（平成11）年「精神保健福祉法の一部を改正する法律」が成立し、その中の「第六節」に「精神病院における処遇等」として身体拘束についての規定は置かれた。そして、法律は「処遇」の中で行動制限を規定し、その中に身体拘束を位置づけている。
 現行法は、処遇の中に（表1）入院中の患者の「行動の制限」という

表現を用いて隔離・通信・面会を含めて規定している。36条では「精神科病院の管理者は、入院中の者につき—略—その行動について必要な制限を行うことができる」と規定している。1950（昭和25）年の精神衛生法以来の変更なしの条項であるが、精神衛生法では、条項の適用患者や行動制限の範疇である閉鎖処遇・隔離のこと等、その他の行動制限には触れていない。1988（昭和63）年に入院患者の信書の発受・面会の制限、また隔離の条件や処遇基準がはじめて本文に条項として明記され、さらに37条を追記して現行法に引き継がれている。行動制限の諸条件および処遇基準については、社会保障審議会の意見を聴取し厚生労働大臣がこれを定めること、それに加えて精神科病院の管理者に対する処遇基準の遵守義務を本文に明記している。

表1　精神保健及び精神障害者福祉に関する法律

第四節精神科病院における処遇等

（処遇）

第三十六条　精神科病院の管理者は、入院中の者につき、その医療又は保護に欠くことのできない限度において、その行動について必要な制限を行うことができる。

—略—

3　第一項の規定による行動の制限のうち、厚生大臣があらかじめ社会保障審議会の意見を聴いて定める患者の隔離その他の行動の制限は、指定医が必要と認める場合でなければ行うことができない。

第三十七条　厚生労働大臣は、前条に定めるもののほか、精神科病院に入院中の者の処遇について必要な基準を定めることができる。

2　前項の基準が定められたときは、精神科病院の管理者は、その基準を遵守しなければならない。

3　厚生労働大臣は、第一項の基準を定めようとするときは、あらかじめ、社会保障審議会の意見を聴かなければならない。

（＊指定医とは精神保健指定医を指す）

四訂 精神保健福祉法詳解 精神保健福祉研究会＝監修 中央法規（下線は筆者）

1988（昭和63）年の精神衛生法から精神保健法への改正で、最も重要な事項としてあげられるのは次のことである。

　法は精神科病院の管理者、即ち病院長に「その医療又は保護に欠くことのできない限度において必要な制限を行うことができる」として、行動制限の責任を明確にしているが、さらに「隔離その他の行動制限」は、指定医が必要と認める場合でなければ行えないと重ねて規定している。身体拘束が必要かどうかを判断するには、指定医が当該患者を直接診察して、必要と認めることを要するとしている。

　37条の精神科病院の管理者は「必要な制限を行うことができる」とは、行動制限に対する責任を意味し、具体的には管理者が判断して拘束を実施することではなく、その病院または、診療所に勤務する医師などの従業員を監督し、その業務遂行に欠けることのないよう、厚生労働大臣が定めた基準を守らせるよう監督することを意味していると解説されている。

　指定医が必要と認めなければ行うことができない拘束については、精神保健福祉法36条3項の規定に基づく厚生労働大臣が定める行動の制限、告示129号で「身体的拘束（衣類又は綿入り帯等を使用して、一時的に当該患者の身体を拘束し、その運動を抑制する行動の制限をいう）」と規定し、さらに、37条1項を受けて告示130号（表2）は、身体拘束等の行動制限に関わる処遇基準を詳細に規定し、かつ患者の自由を制限するに際しては、その必要性を患者に説明した上で、できる限り早期に他の方法に切り替えるよう努めなければならないと定めている。

表2　厚生労働大臣が定める身体拘束の基準（拘束に関連する部分のみ抜粋）

精神保健及び精神障害者福祉に関する法律第三十七条第一項の規定に基づき厚生労働大臣が定める基準

昭和六十三年四月八日
厚生省告示第百三十号
（注 平成 26 年 3 月 14 日厚生労働省告示第 78 号による改正現在）

第一　基本理念

　　入院患者の処遇は、患者の個人としての尊厳を尊重し、その人権に配慮しつつ、適切な精神医療の確保及び社会復帰の促進に資するものでなければならないものとする。また、処遇に当たって、患者の自由の制限が必要とされる場合においても、その旨を患者にできる限り説明して制限を行うよう努めるとともに、その制限は患者の症状に応じて最も制限の少ない方法により行われなければならないものとする。

—略—

第四　身体的拘束について

　一　基本的な考え方

　　（一）　身体的拘束は、制限の程度が強く、また、二次的な身体的障害を生ぜしめる可能性もあるため、代替方法が見出されるまでの間のやむを得ない処置として行われる行動の制限であり、できる限り早期に他の方法に切り替えるよう努めなければならないものとする。

　　（二）　身体的拘束は、当該患者の生命を保護すること及び重大な身体損傷を防ぐことに重点を置いた行動の制限であり、制裁や懲罰あるいは見せしめのために行われるようなことは厳にあってはならないものとする。

　　（三）　身体的拘束を行う場合は、身体的拘束を行う目的のために特別に配慮して作られた衣類又は綿入り帯等を使用するものとし、手錠等の刑具類や他の目的に使用される紐、縄その他の物は使用してはならないものとする。

　二　対象となる患者に関する事項

　　　身体的拘束の対象となる患者は、主として次のような場合に該当すると認められる患者であり、身体的拘束以外によい代替方法がない場

合において行われるものとする。

　　ア　自殺企図又は自傷行為が著しく切迫している場合

　　イ　多動又は不穏が顕著である場合

　　ウ　ア又はイのほか精神障害のために、そのまま放置すれば患者の生命にまで危険が及ぶおそれがある場合

　三　遵守事項

　　1）身体的拘束に当たっては、当該患者に対して身体的拘束を行う理由を知らせるよう努めるとともに、身体的拘束を行った旨及びその理由並びに身体的拘束を開始した日時及び解除した日時を診療録に記載するものとする。

　　2）身体的拘束を行っている間においては、原則として常時の臨床的観察を行い、適切な医療及び保護を確保しなければならないものとする。

　　3）身体的拘束が漫然と行われることがないように、医師は頻回に診察を行うものとする。

四訂 精神保健福祉法詳解 精神保健福祉研究会＝監修 中央法規（下線は筆者）

　精神科患者を治療の視点ではなく、収容の視点で接して一部の人の判断で行っていた、精神医療における処遇の歴史を遡及することのないよう、行動制限基準を明確にし、その遵守の責任を病院の管理者であると明確にしている。

　そして実施に当たっては、患者にできる限り説明した上で行うように努めるとともに、病状または状態像に応じて最も制限の少ない方法で行われなければならないとしている。

　前述した「精神科病院の管理者は、その基準を遵守しなければならない」との規定については、医師等の従業員に厚生労働大臣が定めた基準を守らせるよう監督し、その業務遂行に欠けることのないよう、必要な注意をしなければならないことを指している。

　精神保健福祉法での処遇の規定の中で、身体拘束については、きめ細

かな規則になっているが、法改正にあたり実践上の疑問に答えた疑義照会*³では、さらに具体化されている。臨床上、実際に運用するにあたっては、解釈に疑問が生じた場合に行政への照会があり、そこでの疑義回答が、具体的な法解釈、即ち行政指導として臨床に届けられる。それらにより、医療現場での理解の統一と具体的実践時の考え方が指導されている（表3）。

　疑義照会によれば、「身体拘束の開始時には、常に指定医の診察が必要である。点滴・経鼻注入による栄養法などの生命維持のために必要な医療行為のために、短時間の身体固定をすることは、精神保健福祉法上の身体拘束にはあたらない。ただし、長時間にわたって継続して行う場合は、身体拘束として指定医の診察及び診療録記載を要す」と説明されている。寝たきりの予防や食事のために車椅子に移乗させたり、車椅子での移動の際の車椅子からの転落・ずり落ち防止のためのベルト等を使用することは、精神保健福祉法上の身体拘束には当たらない。ただし、恒常的にベルトで固定する場合には、身体拘束にあたると述べている。寝たきりに近い人に対し就寝時ベッドから転落を防止するために行う、短時間の身体安全保護のための固定は、指定医の診察が必要な身体拘束とみなさなくてもよい等の回答が出された。こうした回答は、臨床上の身体拘束を行う上での大きな判断基準となっている。

＊3　厚生省精神保健福祉課疑義照会（H12.7.31）精神保健福祉法改正に関するQ&A

表3　厚生省精神保健福祉課 疑義照会（拘束のみ抜粋）

質問　身体拘束について 　（1）12時間を越えない身体拘束でも、指定医の診察は必須なのか 　（2）痴呆・精神遅滞などに身体合併症がある場合は、合併症治療のた

め拘束せざるを得ない場合もあるが、その際でも指定医の診察が
　　　必須なのか

答　(1)　身体拘束については、開始時に指定医の診察が必要（「厚生省告示
　　　130号」第四）

　　(2)　精神保健福祉法の規制に係る病棟、いわゆる精神科病棟においては、
　　　指定医の判断が求められる

質問　点滴・鼻注などの医療行為中の一時的な身体の固定は拘束にあたる
　　　か

答　生命維持のために必要な医療行為のために<u>短時間の身体固定をする</u>
　　　<u>こと</u>は、指定医の診察を必要とする身体拘束にはあたらない。ただし、
　　　<u>長時間にわたって継続して行う場合は、身体拘束として指定医の診</u>
　　　<u>察及び診療録記載を要す</u>　　　　　　（「厚生省告示130号」第四）

質問　老人等の車椅子における転落防止のためのベルト等による固定は拘束
　　　にあたるか

答　寝たきり予防や食事のために車椅子に移乗させたり、車椅子での移動
　　　の際の車椅子からの転落・ずり落ち防止のためのベルト等を使用する
　　　ことは、身体拘束には当たらない。ただし、恒常的にベルトで固定す
　　　る場合には身体拘束にあたる　　　　　　（「厚生省告示130号」第四）

質問　寝たきりに近い人が就寝時ベッドから転落を防止するために短時間
　　　の身体固定をする場合、<u>指定医診察の必要な身体拘束にあたるか</u>

答　身体安全保護のための短時間の固定は、身体拘束とみなさなくても
　　　よい

厚生省精神保健福祉課 疑義照会（H12.7.31）
精神保健福祉法改正に関する Q&A（下線は筆者）

3.3　行政による指導監督の徹底

　精神科病院での身体拘束を考えるときの「法律の定める手続き」を述
べてきた。精神科病院においては、以上のことを遵守しながら、患者の
行動制限に対応することを要請されている。

そして、これらの実態は、精神保健福祉法 38 条 6 項による実施指導と医療法 25 条に基づく医療監視で行政の指導監督を受けている。即ち、精神科医療機関は毎年計 2 回の行政監査による詳細な法遵守の状況確認を受けている。

　両行政監査は、特に患者の人権への配慮や行動制限については、細かな具体的な内容で監査している。さらにその事については、1998（平成 10）年には、実地指導を行う際に十分留意し実地指導するようにと、厚生省大臣官房障害保健福祉部精神保健福祉課長通知が、各都道府県知事・各指定都市精神保健福祉主管部（局）長あての通知「精神科病院に対する指導監督等の徹底について」（表 4）の中で拘束について具体的に指示している。最近の実地指導や監視は、行政監査に備えて準備した書類を中心とした書類調査ではなく、実際、病棟に出向き、患者と記録や関連書類を直接対照しながら実態を調査する方法である。

　1998（平成 10）年 5 月には国立療養所犀潟病院で指定医の指示によらない身体拘束での患者窒息死[*4] が起きた。法律遵守のない事実が国立病院で行われていたことは、大きな問題として取り上げられ、厚生省（当時）は、全国に 18 ある国立精神科病院に対して、入院患者の処遇等について立ち入り調査を行った。その結果、隔離は全体隔離数の 29.3%、身体拘束は全体拘束数の 42.0% が適正に行われていないことが判明したため、1999（平成 11）年 6 月に精神科病院向けの「精神保健福祉法の運用マニュアル」が作成された。そこでは、行動制限は「真にやむを得ない場合」に限り、「行動の制限を行わないことを前提とした医療を提供することが特に重要である」という考えが示されている（厚生省保健医療局、2000）。

表4 「精神科病院に対する指導監督等の徹底について」の中での拘束

厚生省大臣官房障害保健福祉部精神保健福祉課長通知

平成10年3月3日障精第16号
最終改正 平成26年3月14日障精発0314第1号

(13) 入院患者の身体拘束について　　　　― 一部略 ―

ア 入院患者の身体拘束は、当該患者の生命を保護すること及び重大な身体損傷を防ぐことに重点を置いた行動の制限であり、次の場合以外に行っていないか。

（ア）自殺又は自傷の危機の危険性が高い場合

（イ）移動・不穏が顕著である場合

（ウ）そのまま放置すれば患者の生命にまで危険が及ぶおそれがある場合

イ 患者の身体拘束は精神保健指定医の診察に基づいているか。

ウ 身体拘束を行った場合、患者にその理由を告知するとともに、告知した旨を、診療録などに記載することにより確認することができるようにされているか。

エ 身体拘束を行った事実及びその理由並びに開始・終了日時を診療禄に記載しているか。

オ 身体拘束を行った患者について、頻回に医師による診察が行われているか。

(14) 入院患者の隔離及び身体拘束等の行動制限に関する一覧性のある台帳の整備について精神科病院への入院患者に対する隔離・身体拘束その他の行動の制限（以下「行動の制限」という。）が病状等に応じて必要最小限の範囲内で適正に行われていることを病院・病棟内で常に確認できるように、行動制限を受けている患者や患者ごとの行動制限の期間を記載した一覧性のある台帳（様式は一律に定めないが、患者氏名、行動制限開始日、入院形態及び行動制限内容（昭和63年4月8日厚生省告示第129号に定める隔離・拘束については必須記載）について記載すること。別紙様式例参照。）が月毎に整備され、行動制限を行った際に直ちに記入されているか。

厚生省大臣官房障害保健福祉部精神保健福祉課長通知

84

その後、浅井研究班*4により初めての全国規模での調査が開始され継続的全国調査が始まった。他に、通称「6月30日調査」と呼ばれるものもあり、厚生省（当時）精神保健福祉課は状況把握を行っている。身体拘束や隔離は、もはや、各医療機関だけの問題ではなくなっている。

　また、2008（平成20）年度には表4の（14）身体拘束等の行動制限に関する一覧性のある台帳の整備が加えられ、様式は特に定められてはいないが、それぞれの病院の方法での行動制限の一覧性台帳の作成と記載が求められている。これは、その病院における各病棟の拘束状況の全貌と、一患者の身体拘束状況の経過が直視できる仕組みといえる。国立療養所犀潟病院事件を機に、行動制限最小化に向けて、検討と実践への動きが強化されて現在に至っている。

　次の項では行動制限最小化に向けての経過を概観したい。

　*4　1998（平成10）年新潟県の国立療養所犀潟病院において、看護師の判断
　　　でおこなっていた拘束で患者が窒息死した。

3.4　行動制限最小化に関する指針

　国立犀潟病院事件を機に厚生科学研究の障害者保健総合研究事業として「精神科医療における行動制限の最小化に関する研究班」（主任研究者浅井邦彦）が発足した。

　日本の精神科医療が民間病院数に比較して、少数でしかない国立病院での、法律を遵守していないという事実の発覚は、精神科医療への不信として、社会的にも大きな問題となった。その改善策として「精神科医療における行動制限の最小化に関する指針」（以下、指針と略す）作成の必要性に迫られたのである。

　前述した1999（平成11）年の、「精神保健福祉法の運用マニュアル」は国立病院用の内容になっているが、日本精神科病院協会所属の民間病

院の「精神科医療マニュアル」も必要ではないか、といった趣旨であった。患者の人権に配慮した行動制限を、誠実な法律遵守として実践していくことは共通であるが、その方法において、具体的に織り込む内容の再検討であったと思われる。

　1999（平成11）年にこの研究班による初めての処遇についての調査が行われ、その報告[*5]によると「調査から明らかになったことの一つに人手不足からくる隔離・拘束が多いとの予測が意外な実態結果としてわかった」とある。また、看護基準6対1看護の病棟では3.5%なのに対し、2.5対1看護では9.9%となる等、手厚い看護職員配置の病棟で行動制限が高く、一方、病院機能では、急性期精神科医療を行う病棟や認知症の専門病棟で、行動制限の割合が高いという結果がでたという。機能性が高く、手厚い看護職員配置の病棟ほど行動制限の率が高い事は、重症の患者をきっちり診ていることを表していると、研究班は分析している。そして「当初の予測とは異なり、人手不足のための隔離・拘束ではなく、いわばマンパワーのある病院が重症患者をより多く引き受けた結果」だとしている。

　隔離・拘束の期間については1ヶ月以上が、隔離については約600人、身体拘束では約250人を加えると、およそ1ヶ月以上は850人であった。ただし、この中には、触法精神障害者や対応困難で攻撃的傾向の患者もかなり含むが、やはり、1ヶ月以上も隔離・拘束を続けるのではなく、一時的な中断や開放観察、部分的な拘束の解除を行うなどの努力が必要とも述べている。

　そして、通常の身体拘束とは別に、考えるべき拘束を挙げ、改めて課題とした。その一つは認知症老人（浅井班の研究当時の名称は痴呆である。以下、認知症と記す）の拘束で、拘束されている認知症の患者の約6割は、車椅子からの転落防止である。2つめは現在入院中の34万人の

うち、約 30% の 10 万人以上が 65 歳以上で、その何割かは合併症も患っているため、栄養補給などの点滴をしている。そうした拘束について浅井は、これらは、医師の裁量権としてよいのではないかと提言している（浅井、2002）。

　指針では、拘束の定義を「身体拘束とは、医療的な配慮がなされた拘束用具により体幹や四肢の一部あるいは全部を、種々の程度に拘束する行動の制限である。」とし、衣類および綿入り帯などによる身体拘束が最も一般的であるが、確実性・安全性のみならず行動制限の最小化という視点からは、マグネット式の製品が推奨される。マグネット式の製品は身体各部位の可動域を調節できるため、患者の苦痛を可能な限り最小限に緩和することができる。さらに、着脱が容易であるため、1 肢のみの拘束中断や時間限定の中断といったような、身体拘束の部分的な中断を促すことができる。このようにマグネット式の拘束用具の使用は身体拘束を段階的に解除することを容易にするため、拘束用具のマグネット式を行動制限最小化にも繋がるものと推奨している。身体拘束の目的については表 5 に記しているように、臨床における治療場面からの具体的状況への目的が提示されている。

表 5　身体拘束の目的

1. 以下に該当する場合の他害の危険を回避すること
   (1) 突発した興奮や暴力的な行動が、脳器質性疾患に起因している可能性が否定できない場合
   (2) 身体合併症を有する患者に身体への安全性を考慮して選択された薬物の種類あるいは量が鎮静に不十分な場合
   (3) 患者の体格や興奮の程度を考慮して、隔離のみでは医療者が患者に接近できないため迅速かつ十分な医療行為を行うことが困難な場合

2. 以下に該当する場合の自殺あるいは自傷の危険を回避すること
   (1) 突発した興奮や暴力的な行動が、脳器質性疾患に起因している可能性が否定できない場合
   (2) 身体合併症を有する患者に身体への安全性を考慮して選択された薬物の種類あるいは量が鎮静に不十分な場合
   (3) 患者の体格や興奮の程度を考慮して、隔離のみでは医療者が患者に接近できないため迅速かつ十分な医療行為を行うことが困難な場合
3. せん妄など種々の意識障害の状態にある患者の危険な行動を防止すること

精神障害者の行動制限と人権確保のあり方報告書 主任研究者浅井邦彦

*5　平成11年度厚生科学研究（障害保健福祉総合研究事業）精神障害者の行動制限と人権確保のあり方報告書「精神科医療における行動制限の最小化に関する研究班」—精神障害者の行動制限と人権確保のあり方—　主任研究者浅井邦彦

3.5　診療報酬新設

　行動制限最小化については、2004（平成16）年度診療報酬改定の中で「医療保護入院等診療料」として新設された。医療保護入院等診療料の施設基準に適合し、届け出た保健医療機関における措置入院、緊急措置入院、医療保護入院、応急入院患者に対して、精神保健指定医が策定した治療計画に基づき、治療管理を行った場合とし、さらに算定基準を表6のように規定している。

　行動制限最小化を努力義務とし、精神科医療の中で実現するために、診療報酬でその努力を評価しようとするもので、その算定基準（表6）に、次のことを規定している。「医師、看護師、精神保健福祉士等で構成されている行動制限最小化に関わる委員会において、行動制限の状況の適切性及び行動制限最小化のための検討会議を、月1回程度は行っていること。職員すべてに精神保健福祉法は勿論、隔離拘束の早期解除及び危

機防止のための介入技術に関する研修会を年2回程度実施して病院内全員で取り組むこと」などである。

　そのことをどんな形式・内容で実際に行ったかは、年に一回の実地指導で求められれば提示しなければならない。

表6　診療報酬算定について

1）施設基準には
　　①常勤の精神保険指定医が1名以上配置 —略—
2）算定基準
　　・算定する病院は、隔離等の行動制限を最小化するための委員会（行動制限最小化委員会）において、入院医療の定期的な評価を少なくとも月一回行う。
　　・行動制限最小化に関わる委員会において次の活動を行っていること。
　　　　ア．行動制限の基本的考え方や、やむを得ず行動を制限する場合の手順等を盛り込んだ行動制限最小化基本方針の整備。
　　　　イ．措置入院、緊急措置入院、医療保護入院及び応急入院に係わる患者の病状、院内における行動制限の状況に係わるレポートをもとに、月1回程度の病状改善、行動制限の状況の適切性及び行動制限最小化のための検討会議。
　　　　ウ．当該保健医療機関における精神科診療に携わる職員全てを対象とした、精神保健及び精神障害者福祉に関する法律、隔離拘束の早期解除及び危機防止のための介入技術に関する研修会の年2回程度の実施。
　　・患者行動制限最小化委員会は医師、看護師、精神保健福祉士等で構成されていること。
　　・患者に対する治療計画、説明の要点について診療録に記載すること。
　　算定する場合は、隔離等の行動制限最小化委員会において、定期的に入院医療の評価を少なくとも月1回行うことが必要。また、診療報酬明細書には患者の入院形態を、診療録には治療計画と患者に対する説明の要点を記載する。施設基準の届出には、①常勤の精神保健指定医の氏名（指定番号）、

②行動制限最小化委員会の月間開催回数と参加メンバー（職種）、③行動制限最小化基本方針の作成日時、④研修会の年間開催回数を記載する必要あり。また、届出時には、行動制限最小化基本方針を添付することが必要。

看護関連施設基準の実際　社会保険研究所

3.6　病院機能評価における身体拘束

　日本医療機能評価機構は、1995（平成 7）年に厚生省（当時）、日本医師会、日本病院会などの出資で設立された財団法人で、病院など医療機関の機能を、中立的な立場で評価し、問題点の改善を支援する第三者機関である。1 領域から 6 領域は総合版で精神科病院も一般病院と共通に評価の対象であるが、加えて　7 領域（精神科に特有な病院機能）も受審時の評価領域になっている。

　精神科に特有な病院機能とされる 7 領域の身体拘束も、行政監査や診療報酬項目と同様に、現行法 36 条、37 条の実際的遵守を確認する事項で構成されている。病院機能評価の評価項目で特徴的なのは、自己評価調査票において、看護師による観察は 15 分に 1 回を観察記録として求めていることである。それは、精神保健福祉法に基づく実地指導でも、明文化はしていないが、実際上は、現場指導で 15 分毎の観察と記録が求められることと一致している。

　身体拘束の「必要性の確認が医師を含む医療チームにより行われている」は、診療報酬算定基準に言う「多職種による委員会構成員」と同じ考えで、指定医に権限と責任を明確にしたうえで、その判断は指定医だけの判断ではいけないとしている。

　最小化への努力の中には、拘束部位の減少や、拘束を休息して解放観察するなども求められる。2008（平成 20）年 12 月 4 日の朝日新聞に胴拘束された男性患者がベッド脇で宙づりの状態で発見され、2 カ月後に死亡した事件が掲載されていた。死亡原因は腸管壊死による腹膜炎で

あったとの記事であった。事故の原因が、拘束帯の種別の問題であったか、拘束手技の問題であったかは不明だが、身体拘束には、拘束具等の費用の問題、身体的事故防止、精神的・心理的患者への影響等、配慮すべきことは多い。最小化への試みとして、一時的な中断や開放観察、部分的な拘束の解除もできるなどの努力が必要とも述べられているが、思わぬ事件をよぶ場合もあるので注意を要する。

　身体拘束は、人権上にも身体的にも大きな問題や危険性をはらんでいる。そうした大きな意味を持つ身体拘束の妥当性の判断は、歴史的に概観すると主治医もしくは病院長から鑑定医*6（精神衛生法）、そして指定医となり、現在は医師を中心にした多職種での構成員による委員会へと変化してきている。このことは人を拘束することが、いかに慎重になされるべきかという事への提言と言えよう。

　　*6　精神衛生法で精神障害者を拘束することが必要かどうかを決定するため
　　　　精神衛生鑑定医制度が設けられた。その後、精神保健法により精神保健
　　　　指定医制度に改められた。

3.7　観察と記録についての規定の重要性

　身体拘束は、精神保健福祉法第5章の四節「精神科病院における処遇等」に位置づけられる行動制限の一つである。『「医療又は保護に欠くことのできない限度」においてのみ可能であり、専ら精神医学上の判断から、患者の症状に照らして個別具体的に決められる。行動制限という事柄の重大性にかんがみ、行動制限の理由、方法等が医療又は保護のために、欠くことのできないものであったことを担保する意味においても、行動制限の内容等を診察録に記載しなければならない』（四訂精神保健法詳解）と記録は重要視されている。

　精神保健福祉法施行規則4条の2項5号において、厚生労働大臣が定

める行動制限を指定医が行う場合に、診療録に記載しなければならない事項は、①行動に制限を必要と認めた指定医の指名、②必要と認めて行った行動制限の内容、③行動の制限を開始した年月日及び時刻並びに解除した年月日及び時刻、④行動の制限を行ったときの症状、以上のことは身体拘束をすることの担保として、記入しておくべきことと定められている。

　精神保健福祉法36条3項の規定に基づく記載事項のほか、37条に基づく病院管理者が遵守しなければならない基準において、身体的拘束を行った場合に診療録に記載しなければならない事項として、身体的拘束の場合は「身体的拘束を行った旨及びその理由並びに身体的拘束を開始した日時及び解除した日時」を、診療録に記載しなければならないとし、これは、診療報酬の算定基準でも必須事項になっている。記録については、重要な意味を持ち、その必要性も理解されてはいるが、前記したように、実践上は患者に視線を向けケアをすること以上に、その量の多さに時間を費やす点では大きな問題でもある。

　身体拘束に対する現状の「法の手続き」を確認する意味で、関係書類から拘束関係を抜粋し、人を拘束することが、如何に重要な意味を持っていると捉えられているか考察する資料として網羅した。患者への治療上の目的とはいえ、人を拘束することはいかに大変なことであることかを、改めて知ることができる。

　法の手続きを踏み、指定医が診察をした上で必要と認める、身体拘束について述べてきたが、このほかの拘束として、浅井（2002）が医師の裁量権としてもいいのではないかと提言する、指定医の判断を要しない拘束が看護場面では多い。次に指定医の判断を要しない拘束について考察する。

4. 精神保健指定医の判断を必要としない拘束

　精神科病院内では、指定医が存在するため、身体拘束最小化への考えも加わり、指定医の判断を必要としない拘束であっても、指定医の判断する身体拘束と同じ取り組みをしている精神科病院が多いと思われる。筆者が所属していた精神科病院でも、法律上は指定医の判断を必要としない拘束についても、すべて指定医の判断としていた。

　しかし、身体拘束の範囲をどう考えるかは時々議論になった。車椅子の安全ベルトやミトン、おむつ除去防止のオーバーオール・つなぎもその一つである。その理由の一つに、指定医が 24 時間病棟に詰めていることはないことがあげられる。

　特に、そうした拘束頻度の高い認知症治療病棟においての医療行為時に関連する身体拘束について以下に述べる。

4.1　認知症治療病棟の拘束

　精神科の領域に認知症治療病棟が新設されたのは、1988（昭和 63）年[8]からである。認知症治療病棟も精神保健福祉法の対象病棟であり、前記した浅井研究班の報告で「精神科の中での老人への拘束が多い」とは、特にその病棟の事を指すと思われる。

　寝たきり老人をつくらない目的で、夜の睡眠を促すために昼間の覚醒時間確保の方法を臨床看護は模索する。患者への配慮として、患者をデイルームで出来るだけ車椅子に座った形で、長時間維持できることを目的に、安全ベルトで車椅子に固定し、安易にベッドに帰り臥床しないように部屋には鍵をかける、といった状況も一時見られた。一生懸命に患者のためを考える臨床看護師の熱意ではあるが、問題もあるので最近は鍵をかけるところまでは行っていない。

　認知症治療病棟での身体拘束は、①起座位時間の保持のための拘束、

②せん妄による徘徊、③夜間の排尿時のための（起床時に転倒が多いため）転倒・転落防止、④転倒・転落防止のための夜間のおむつ使用要請とつなぎやミトンの着用などがあげられる。

厚生省（当時）は疑義照会で指定医の判断を要しない事例を「精神保健福祉法改正に関する疑義照会に対する回答」（厚生省精神保健福祉課：平成12年7月31日）（表3）で身体拘束の対象外とした事例は、①車椅子移動の際の転落防止を目的とした安全ベルトによる固定、②就寝時にベッドから転落を防止するための短時間の身体固定、③身体疾患に対する治療行為としての一時的な点滴中の固定としている。

浅井研究班の報告では、車椅子移動の際の拘束については固定と表現し、「車椅子移動の際の転落防止を目的とした安全ベルトによる固定」について、身体的理由により歩行困難な患者は、車椅子に乗ることで行動範囲を拡大することができるため、転落防止を目的に行う安全ベルトによる固定は、患者が応じるならば乗り物や遊具の座席ベルトと同質である。しかし、患者が安全ベルトの装着を嫌がるのであれば、患者の意思に反するから身体拘束と異ならないといった考え方もある。「ただし、精神科以外の診療科あるいは施設でも看護師判断によってしばしば行われる行為であるため、医療全体の整合性を考慮すると、このような行為に指定医の判断を要すると規定することに矛盾が生じる。したがって、転落防止を目的とした安全ベルトによる固定は指定医の判断が必要な身体拘束とは異なり、行動制限とみなす必要はないと考えられる。」と研究班の見解を述べている。

「患者の意に反して」行う身体の固定や抑制は、身体拘束と考えるか否かの起点となり、身体拘束の範疇になったときに、それは、医師の裁量権にするのか、看護師の裁量権にするのかは、今後の課題として残っている。（その時は、新たに憲法の「法律の定める手続き」を踏んでいかなければならないことは言を待たない）

4.2　医療行為時に関連する拘束

　前述した浅井研究班の「現在入院中の34万人のうち、約30% の10
万人以上が65歳以上で、その何割かは合併症も患っているから、栄養
補給などの点滴をしている。」そうした「身体疾患に対する治療行為と
しての点滴中の固定」についての見解は参考になる。その内容は「1989
（平成元）年の日精協雑誌（8巻1号 p61）の精神保健法（現精神保健
福祉法）Q&A コーナーにおいて、このような固定は指定医が判断する
身体拘束に該当しないと明記され、平成3年の指定医研修会（京都）に
おいても厚生省（当時）から同様の答弁がなされている—略—。精神科
以外の診療科あるいは施設でも看護師判断によってしばしば行われる行
為であるため、医療全体の整合性を考慮すると、このような行為に指定
医の判断を要すると規定することに矛盾が生じる。身体疾患に対する点
滴中の固定は、広義には、身体疾患に対する治療行為であるが、その指
示が医師あるいは看護師ではなく、指定医でなければならないと限定す
る積極的・本質的理由は見あたらない。ただし、点滴内容に向精神薬が
含まれる場合、あるいは拒食などの精神病症状に関連する理由による点
滴の場合は、短時間の固定であっても、精神症状に対する治療行為が包
含されることから、指定医が判断する身体拘束とみなすのが妥当と考え
られる」と述べている。

　医療行為時に関連する拘束については、裁判例では「医師の指示に基
づく」べきものと明確に判示している。

4.3 長時間でなければ可という問題

　厚生省（当時）精神保健福祉課の疑義照会（表3）にある「長時間にわたって継続して行う場合は、身体拘束として精神保健指定医の診察及び診療録記載を要す」や「身体安全保護のための短時間の固定」といった場合の長時間については臨床運営上、常に問題になる。

　最小化の意味を考慮しながらも指定医不在時等の煩雑さを防止したい時、短時間というその判断は困難を極める。精神科病棟の場合は、精神保健指定医が病棟に配属されていることから、ほとんどの精神科病院の認知症治療病棟では、すべての拘束を精神保健福祉法の拘束に則っているのが現状と思われる。しかし、指定医は24時間病棟に常在しているわけではないため、やはり、問題になるのが長時間ではないと言うその時間の基準である。筆者も短時間という時間規定文言について、行政指導関係書類を調査した。某病院への実地指導時の行政からの指導に『規定による明文化されたものはないが、「短時間」とは生活習慣（トイレ、食事、入浴）のために一時的に隔離、拘束を中断する時間および車椅子による移動等および点滴等のチューブ抜去防止のために拘束を実施した場合、概ね生活時間の半分未満（12時間の生活時間であれば、6時間）を「短時間」と解釈している。（厚生省労働省の見解)』という内容を病院連絡会資料の中から発見はできたが、それ以外には文字で確認することはできなかった。また、行政に問い合わせても明確な返答は得られていない。裁判例では22時から朝6時の点滴のための拘束を指定医の診察を必要とする身体拘束には当たらないとしている。

　法は決して「身体拘束」自体を認めているわけではない。このことは大変重要な意味を持つ、精神保健福祉法36条・37条でのみ精神科病院の責任者と指定医に拘束の判断を認め、指定医がその実際的運用を行うことになっていること、そして、その延長線上での「拘束ではない」と

いう意味は、「精神保健指定医が判断するべき身体拘束」ではないと言っているだけである。

4.4　看護としての患者との関わりと今後の課題

　身体拘束は、患者への制限の程度が強く二次的な身体障害を生じせしめ、患者の身体にも精神にも良い影響を与えないことは、既に周知のことである。精神運動興奮時に患者は自分が拘束された事実については、被害的に記憶していて、後で被害感が残っていたり、その時の実施者に憎しみをいだいていることも多い。最近では肺血栓栓塞についてもその原因に、①精神運動興奮（脱水）凝固能力亢進、②化学的拘束（鎮静）血流停滞、③物理的拘束（拘束）血管の損傷などと拘束時の血栓が問題になり、拘束時の血栓予防対策が診療報酬で支援されている。

　患者の拘束時の観察は勿論であるが、こうした拘束自体の弊害を念頭に置き、本来の「看護とは」何であったかを少し立ち止まって考えることの必要性を思う。医療上の処置を手際よく処理していくことは、看護師業務上の大きな役割ではあるが、そのために患者を拘束し、患者に不安や恐怖・不自由さ、医療従事者への不信感や反発心を抱かせたり、苦痛を強いることは、看護本来の機能に反する行為といえる。患者の精神的・肉体的快適さが、患者の治癒、特に患者の持つ自然治癒力への影響が大きいことは論を待たない。

　看護研究報告の中には看護師の拘束に対する判断や意識調査、看護師のジレンマ等が多いが、これは身体拘束に対する納得できる考察がなされないまま行われている現状への、不安と疑問の表出のように思われる。今後の取り組みとして、我々が時間をかけて考えなければいけないことは、如何に上手に拘束するかの工夫や拘束後（拘束による弊害も含めて）の観察も勿論重要ではある。しかし、更に重要なことは、拘束しなければできないその人への看護ケアとはなにか、看護の視点で、拘束の担保

という意味で「身体拘束したからできる看護ケア」とは何かを、具体的に状況も含めて明確にすることである。前述した行政指導上の15分間隔の観察と記録の要請も「それが面倒なら拘束はやめましょう」という拘束全廃への意向が内包されていると行政監査時に耳にしたことがある。その意味でも、問題行動を生じさせないための精神医療環境への配慮、転倒・転落時の法的責任についての正しい理解も必要である。

　精神科医療の中での身体拘束の現実を直視する意味で精神科医療の中の法規制について俯瞰してきた。治療の目的とはいえ、人の自由を奪う行為である身体拘束を行うことの困難さは、法規制や、それに伴う手続きを概観したことで改めて明確になった。人の自由を奪う行為には「法律による手続き」が必要なことを理解し、法律遵守は当然のことであるが、法律遵守だけでは煩雑さだけが残っていく。そして、法律規制は細やかになり、現場では法律遵守に疲れていくことが懸念される。

　医療監視、行政への提出書類、診療報酬請求などの外発的動機付けのために、法律遵守するのではなく、治療のためや看護のための身体拘束は、それに見合うだけの“医学的治療の有効性・看護の提供のための有効性”＝“患者の利益”が担保されていることが要求される。患者の人権を尊重した身体拘束に対して「看護が担保される」という視点から生まれるところの、内発的動機からの観察はその内容も変わってくる。
　患者当事者への看護の専門性を提供するという視点に重きを置き、責任ある身体拘束に臨む必要がある。拘束継続か、解除かの判断資料となる重点的な観察は、会話を通した直接的観察、あるいは会話を通さない客観的観察など患者の状況で違う。患者の精神状態、睡眠状態、医療者との人間関係など、観察の内容と記載は法律遵守が目的か看護の視点が根底にあるかで、情報的役割に大きな違いをつくる。

看護師の判断で行える身体拘束を考えることも、今後の課題であるが、十分な研究と丁寧な議論を重ねなければ、看護の本質に整合する拘束の規定は、困難かと思われる。

　以上、看護師が関わる拘束について考えていくときの素材として、先行研究の精神保健福祉法引用の不適切さへの疑問に始まり、現行法の背景としての人権の尊重や、自由を尊重することの大切さを俯瞰した。

5．結語

　看護師が関わる身体拘束は、大きく次のように列挙できる。
1）精神保健福祉法に基づき精神保健指定医が診察して判断する、身体拘束へのチーム医療の一員としての適切なかかわり。
2）医療行為時に関連する身体拘束（医師の指示が必要と判示した裁判例がある）。
3）転倒・転落防止のための身体拘束（車椅子固定や夜間のベッド上での患者の安全管理目的の拘束等）。

　以上の身体拘束への看護師の関わりを具体化していく上で、心がけるべき事柄を以下に示す。
1）人権擁護と適正な精神科医療の提供として、精神保健福祉法の身体拘束は法律で規定されている。
2）身体拘束は「法律の定める手続き」に基づいて行われなければならない。
3）「指定医の判断を要しない拘束」とは、法律で許可された拘束という意味ではない。
4）看護師が判断する拘束は、「看護の基本理念」を看護行動として提

供するための拘束、としてその方法は考える必要がある。
5）看護の必要性からの拘束であれば、身体拘束によって得られる患者
　の合理的な「目的と効果」は看護理論として論証すべきである。

　患者の身体拘束を最小限にするのはもとより、看護の基本に則った適
切な身体拘束へのかかわりを具体化することは、今後の大きな課題であ
る。

引用・参考文献

浅井邦彦（1999）、精神障害者の行動制限と人権確保のあり方報告書—精神障害者
　　の行動制限と人権確保のあり方—、精神科病院の処遇調査（国立病院対象）、
　　p3-62

浅井邦彦（2002）、精神科医療における行動制限の最小化に関する研究—精神障害
　　者の行動制限と人権確保のあり方報告書、精神科看護、29（1）、通巻112号、
　　p42-50

浅井邦彦（2004）、行動制限最小化委員会設立の意義、日精協誌、23（12）、p12

石川秀也（2002）、身体拘束廃止に関する一考察：その経過・現状・今後、Hokusei
　　Gakuen University、研究ノート、p55-73

小河育恵・佐藤小百合・吉田早織（2005）、ICU における開心術後の患者の上肢抑
　　制の検討、奈良県立医科大学看護学科紀要、1、p28

河野あゆみ（2005）、精神障害者の隔離拘束に対する看護師のジレンマ—看護師 k
　　の例—、福井大学医学部研究雑誌、（6）、第1・2号併合、p57

国立病院部政策医療課（2000）、精神保健福祉法の運用マニュアル、厚生省保健医
　　療局 http://www.hosp.go.jp/~kamo/seido/manual.htm.

看護関連施設基準の実際（2007）、社会保険・老人保健、4月版、社会保険研究所

精神保健福祉関係法令通知集 19 年版（2007）、監修精神保健福祉研究会、ぎょうせ
　　い、p744

精神保健福祉法施行規則 http://www005.upp.so-net.ne.jp/smtm/page2401.htm.

四訂精神保健福祉法詳解（2016）、精神保健福祉研究会＝監修、中央法規、p400-

415

須藤葵（2007）、フランス精神医療法を通して見る精神医療の課題、法政理論、39（3）、p190-208

竹田壽子（2013）、一般病院でのミトン拘束裁判を通して看護の本質について考察する、共創福祉、8（1）、p1-10

竹田壽子（2014）、ミトン拘束の身体的影響―ミトン拘束が患者に与えるストレスに関する生理心理学的研究―共創福祉、9（2）、p19-32

中木高夫（2001）、看護が介入としての抑制ではなく、身体拘束ならば…、月間ナーシング、21（9）、p42-48

松本佳子（2002）、精神科入院患者にとっての身体拘束の体験、患者と家族のインタビューから、日本精神保健看護学会誌、11巻、1号、p79

八田耕太郎（2001）、精神科医療における隔離・身体拘束、Jpn J Gen Hospital Psychiatry（JGHP）、Vol.13、No.2、p186

八田耕太郎（2003）、精神科医療における隔離・身体拘束に関する研究、精神経誌105、p252-273

平成17（ワ）1285損害賠償請求事件、平成19年11月13日京都地方裁判所 http://www.asahi.com/national/update/0905/NGY200809050012.html

松下正明・浅井昌弘編（1997）、精神医学と法（臨床精神医学講座22）、中山書店、p131-142

森田博通（2001）、解説身体拘束廃止に向けた取組み―厚生労働省「身体拘束ゼロ作戦」について、日本看護協会機関誌、53（8）、p65-68

山本美輪（2005）、看護系経験年数による高齢者の身体的抑制に対する看護師のジレンマの差、日本看護管理学会、9（1）、p5-9

山本克司（2011）、医療介護における身体拘束の人権的視点からの検討、一宮身体拘束事件を参考にして、帝京法学、27（2）、p111-138

吉川和男（2001）、英国精神医療における隔離と拘束、精神看護、Vol.28、No.6、p36-40

吉川和男（2000）、英国における触法精神障害者対策、精神神経学雑誌、102（1）、p23-29

第4章

「看護の基本」に探る解決策

ナイチンゲールの看護論に照らして
看護であるもの看護でないものの吟味

1. まえがき

　医療場面の特に看護場面での拘束には抑制・固定などいろいろな表現があるが、それらはほとんど、患者の安全を守るという目的で「好ましくはないが必要である」と言う前提で行われている。

　そして、それらは本書第 1 章でも述べたが、看護師がその場を離れるための、言わば看護師不在時の安全確保である。看護師業務は同じ部屋の患者対応だけではない。患者の症状も患者それぞれに違った形で表出されるため、患者個々への対応は種々になる。そのため看護師は病室を掛け持ちで動き回って看護行為をしている。第 1 章（緒言や 4.2）で述べたが、看護師が拘束したくなる状況は、この患者には看護師の視野下でなくては、安心できない要素があるが患者の傍らにいてこの患者を見守ることが出来ないための拘束である。

　看護師が他の患者のために、この患者から離れるための看護者不在時の安全確保。それは病棟において事故を防ぐための病棟管理であり、個々の患者への看護そのものではない。端的に言えば、患者の不穏・興奮等の場面やそうした症状の出現を予測しての危険防止策・不慮の事故防止策である。その患者に必要な看護対応を拘束に頼り診療の補助の遂行をしている。そうした情景は厳しく言えば「看護の放棄」と言えないだろうかと述べてきた。

　看護師の業務は「傷病者若しくはじょく婦に対する療養上の世話又は診療の補助」と保健師助産師看護師法（以下、保助看法と記す）は規定している。その上で、看護界では本来の看護師業務は「療養上の世話」にあり、そこに看護の独自性を見出そうとしてきた。金子（2002）[1]は療養上の世話とは「治療を有効に受けいれる病人の状態をつくる看護」としているが、確かに看護師不在時のその患者の身体拘束は、その患者への治療を有効にするための安全確保・危険防止ではある。しかし、「身

体拘束」という行為が患者に与える身体的・精神的影響に視点を置けば、患者への負担の大きいことは既知の知識であり先行研究の多くが述べている。第2章で筆者は実験の試みで得た身体拘束による患者のストレスを生理心理学的研究として改めて示した。

　被験者全員が身体拘束は見たことも体験したこともない大学生であった。その全員が「最初から1時間と覚悟していたから我慢できたが、1時間は我慢の限界であった」と述べている。これは拘束を1時間なら可能とするエビデンスになるという意味ではない。継続可能な時間の問題ではなく、それほどに拘束は苦痛だったという拘束そのものへの苦痛の訴えである。

　看護場面での拘束を「診療の補助」としてのみで考えていないか、金子[1]の言う「治療を有効に受けいれる病人の状態をつくる看護」との関連で熟考してみたい。「治療を有効に受けいれる病人の状態」を反芻しつつ、改めて看護の原点に立ち返り、あるべき看護の方向性の中で「看護と身体拘束」への取り組みを考察したい。

　本書の全体に通底するのは看護界が求めて来た「看護の可視化」である。
　看護の大学化は長いこと進展しなかった。昭和43（1968）年に大学4校、昭和51（1976）年10校。平成元年度11校と遅々たる推移であった。しかし、平成26年は18大学で看護学科の新設があり、大学数226校となった。この事を旺文社は「3.3大学に1校が看護学科という“スーパー看護ラッシュ”の年。この20数年間で大学数では20倍になっている。」[2]と驚きの声を記している。ちなみに平成31（2019）年は大学数272校である。

　昭和43年〜昭和50年頃の、大学化が進まなかった理由に看護師の養成が技術的職業教育なら専門学校で十分という社会的評価があったこと

に対して、看護界では看護の大学化に向けて「看護の独自性」「看護の学問的体系化」「看護の可視化」などが熱く議論された。

大学数が増え大学院も出来た昨今では「看護の学問論」は論じられなくなっている。しかし、他部門からの看護領域への理解は得られていないという感想は強い。看護界への適切な評価を得るためには「看護の独自性や可視化」が必要と現在尚、論じられ続けている。第1章の文末でも述べたが、2009年13回の日本看護管理学会での「看護とは何か不明確である ―略― 看護の可視化を意識してやっていこう」とメインテーマになった。また勝原³⁾の報告『看護の「可視化」』によれば、2012年の第17回日本看護サミット青森でのシンポジウムで、読売新聞の南砂氏の発言に「国民の目には多忙に走り回っている看護師の姿しか映っていない」、「看護が何をする専門職なのか、看護の力は何なのかが国民からは具体的に見えない」とあったと述べ「このことはもう何十年も議論されてきたことである」と付記している。

身体拘束は患者や家族が多く目にし、批判的に問題にされる事象である。もしそこに看護があるのなら、そうした場面こそ、可視化の方法で「看護」の存在を示すことが必要である。医師が拘束してでも必要な治療行為とするなら、医師の指示に従い安全確保の意味で拘束の実施を行うのが看護師業務であろう。そうした意味での身体拘束は、診療の補助行為としての身体拘束でしかないのではないか。

看護とは何か、何をする事が看護と言えるのかを導きだし、それを行動化することができれば、その行動の効果を素材に「看護の可視化」につなげることが可能となるだろう。

注：平成14年に看護師に名称変更された。文中の看護婦は敢えて看護師に変換していない部分がある。時代背景として理解した方がいい場合があるの

で変更を加えずその時代の名称として残した。

2. 看護の基礎理論として学ぶナイチンゲール論

　看護界の大きな課題である可視化への努力は、その前提として可視化するための内容「何を」が必要となる。看護場面での拘束を的にして、そこに看護はあるか、「何が看護か」ナイチンゲールの看護論の中にそれを求めてみたい。

2.1　身体内部に発動する自然の働き（自然治癒力）が、
　　その力を発揮できるように生活を整える

　ナイチンゲールは看護論として、その人の身体内部に宿る治癒しようとする自然の働きが、最もその力を発揮できるように生活のすべてを最良の条件に整え、その人の生命力に力を貸し生きる力を引き出すことが看護であると述べた。

　それは「医学の祖」「医学の父」と呼ばれるヒポクラテスの自然治癒思想に基づいているといわれる[4]。

　最近は健康及び健康回復への関心は大きく、自然治癒力についても自己治癒力・自然退縮など表現も色々で、「治癒系」の範疇で取り組む研究者や中国医学と対照させて考察したりなど多くの領域による取り組みが見られる。

　自然治癒力の定義はいくつかあるが、中川[5]は生命力と治癒力を区別して本当の治癒力とはと自然治癒力の定義を「免疫」に視点を置いた区別を下記のようにしている。

自然治癒力の定義：
①自分の意識とは関係なくたえず作動し、常に待機しており何らかの損傷
　が発生すると自動的に自己修復プロセスを活性化する力

自然治癒力の間違った解釈：
②人間が生まれながらにして持っている病に勝つ力
③生得的に備わっている病気や環境に抵抗する力
④脳や免疫系、はたまた心の作用による免疫システムのこと

　②③は半分が治癒力で半分が生命力、そして④は恒常性維持機能の強
さをいっていることになり、生命力を説明していると理解できるはずと
解説する。
　体調を整えることに主眼を置き、生命力を高めることによって治癒力
を動かしていると考えられる東洋医学では①②③④すべてを治癒力と考
えることに対して免疫学から見た自身の定義をあらためて提起している。
　最近は免疫力を高めて健康の維持増進、疾病の予防・回復などに役立
てるなどの自然治癒論が多い。快・不快や交感神経・副交感神経のバラ
ンス等多岐にわたって論じられ実践に活用されてもいる。権威ある医学
者で特に精神科医療で著名な中井久夫は著書の随所に「自然治癒力」の
語を使っている。「医療とは、自然治癒が起こりやすくするように、患
者とその環境を整えること―略―自然治癒力を回復に向けてのチャン
ネルに乗せること―略―科学としての医学の中心は、この自然治癒力
の科学的解明ということになります」[6]とアリストテレスの提唱に加え
た中井自身の言葉でも表現している。
　他に「笑い」と関連づける自然治癒論もある。アメリカのジャーナリ
スト、ノーマン・カズンズは10歳のときに結核に罹患し、療養所生活
を経験する。当時、結核は死病と考えられていたが、「オプティミスト（楽

観主義者）」の患者の遊び仲間になり結核を克服した。前向きなオプティミストは「病気、トラブル、ストレスに強い」こと、そこには仲間との笑いが常にあったとし「笑い」が自己治癒力を後押ししたのだろうと推測している。その後、重症の膠原病や心筋梗塞を発病するが、人間には病気と闘う潜在的な力があり、肯定的な感情・病気を笑い飛ばそうという前向きの姿勢が力を引きだし、治療効果を生むという信念で病気を克服している。大切なのは、人間の「生への意欲」。生きるかぎり、あらゆる力をふりしぼって価値ある人生を生きようとする、その意欲であるとし笑いやユーモアを提唱している。最近は看護もそれらを参考にして「笑い」論[7]を授業の中に取り入れている教師も散見する。

　遡ること紀元前4世紀頃ヒポクラテスは、からだ自体に不調を治す働きがあるとの思想から「自然こそが最良の医者である」という方法論を提示した。つまり、医者の主たる役割というのは身体が持つ自然に治癒しようとする性質を助けることであり、医者は患者の身体の働きをよく観察し、治癒的な性質の妨げになっているものを取り除くことによって、結果として患者の身体は健康を取り戻すと述べた。即ち、ヒポクラテスの施す医術は、人間に備わる「自然治癒力」、「治癒する自然の力を引き出すこと」に焦点をあて、そのためには「休息、安静、適切な食事」さらに、患者の環境を整えて清潔な状態を保つなどを重視した。

　一方、ナイチンゲールは「看護覚え書」[8]の序章で①「看護は何をなすべきか」として、「看護とは、新鮮な空気、陽光、暖かさ、清潔さ、静かさなどを適切に整え、これらを活かして用いること、また食事内容を適切に選択し適切に与えること、こういったことのすべてを、患者の生命力の消耗を最小にするように整える」ことと看護を定義づけている。そして、十四おわりにでは②看護がなすべきこと、それは自然が患者に

働きかけるのに最も良い状態に患者を置くことである。

　つまり、この二つの文章は、看護の働きは身体内部に発動する自然の働き（自然治癒力）が、最もその力を発揮できるように、自然界の要素を適切に取り込むことも含め、生活のすべてを最良の条件に整えることであるという。日本語訳の看護覚え書では「自然治癒力」の文字は見当たらないが、記述内容からナイチンゲールがヒポクラテスの自然治癒思想に基づいているといわれる所以であろう。

　看護領域ではナイチンゲール以降の自然治癒論を、現代の看護特有の自然治癒論に掘り下げた報告は見当たらない。要点は、「看護によって、自然の力が働きやすくなるような環境的要因が適切に整えられた時、患者は自然治癒力を最大限に発揮し、回復に向かうことができる」つまり看護がなすべきことは、患者の生命力の消耗を最小にするようにすべてを整えること、自然が患者に働きかけるのに最も良い状態に患者を置くことなのである。

2. 2「看護覚え書」の序章で述べられている「小管理」について

　看護の役割を一言でいうと「生活を整えて、患者の自然治癒力の発動を助けること」とナイチンゲールの提唱を述べてきた。

　更に「看護覚え書」でナイチンゲールは看護として大切なこととして「小管理」の項目を儲けている。管理の語意には病棟看護師長や主任などの役職による業務管理という意味も含まれるが、著者は日本語訳「看護覚え書」のサブタイトルである「看護であること看護でないこと」に視点を絞って再読してみた。

　「献身的な看護者といえども、常時その《持ち場》に詰めていられるとはかぎらないし、またそれを強制するのも望ましいことではない」とナイチンゲールはいう。看護者は必ずしも 24 時間患者のそばにいるこ

とはできない。必要によって離れることは仕方のないことだと強調する。しかし「あなたがそこにいるとき自分がすることを、あなたがそこにいないときにも行われるように管理する方法」を知っている事。それが小管理である。小管理とは、「自分がその場にいないことにより起こる些細な不手際がないように、不在の時にもいた時と同様のことが行われるように計らうこと」であると述べている。

　そして「責任を持つこと」についても次のように主張する。病院で不慮のできごとや事故が起こった時、担当者が不在であることも、決して稀なことではない。そういう事態について、責任を遂行する、責任を持つという意味では、「自分は席をはずしていましたので……」とは看護婦としても管理者としても言葉には出せない。自分の留守の間に発生する不都合な事態に対して、あらかじめの対策を講じておくべきである。患者に必要な看護援助は自分が不在でも提供出来なければいけない。患者を放っておくようなことはあってはならないと強調している。

　「責任を持っている」ということは、たんに自分自身が適切な処置を行うだけでなく、誰もがそうするように手筈を整える、という意味である。すなわち、誰かが、故意にせよ、過失にせよ、その処置を妨害したり、中止したりしないように、手筈を整えることだという。

　どんなに良い看護を充分に行ったとしても、小管理が欠けていれば、即ち、「あなたがそこにいるとき自分がすることを、あなたがそこにいないときにも行われるよう対処する方法」を知らないならば、その結果は、すべてが台無しになったり、まるで逆効果になったりしてしまうであろう。優れた看護の効果も、この小管理ができていないことによって損なわれたり、台無しにしてしまうことを指摘し、小管理の重要性を述べている。

　『患者はいつも自分の顔と敵をつき合わせていて、内面で戦い、想像上の対話を続けている。看護者不在は患者にとっては、「気がかり、半

信半疑などでの心身の消耗」につながり、患者の治癒過程には有害なものである。』患者のそばに看護者がいなくても、安全で安心なことを整えようとすることが小管理であり責任を持っていることを意味するとし、「必要なときには看護師の仕事に召使たちの手伝いが得られるように、また患者がけっしてないがしろにされることのないように取り計らうこと」とも述べている。患者を放っておくようなことにならない工夫として、看護師でなくてもよい仕事は他の免許を持たない人の手伝いを得、ないがしろにされないような指導の上で看護者不在でも患者にとって安全なものにする。

　看護師不在時の安全を拘束や抑制・固定の方法に頼ることはナイチンゲールの言う小管理と言えるのか。そもそもそれを看護といえるかどうか。看護者自身が熟慮すべきところである。
　患者の傍らに誰かがついていることができれば拘束も抑制も不要な行為である。患者に寄り添うという意味からも、近くで見守ってくれる人の存在を準備することで患者の安全や精神的安寧を期待できる。

　・患者を放っておかない。
　・たんに、自分自身が適切な処置を行うだけでなく、ほかの誰もがそうするように手筈を整える
　・「必要なときには看護師の仕事に他の人（召使たち）の手伝いが得られるように、また患者が決してないがしろにされることのないように取り計らう」
　主に小管理としてのナイチンゲールの記述は上記であった。

3. 看護制度と患者への寄り添い

3.1 患者に寄り添う

1）—拘束をしない対策— 米国の病院での CNA の役割

　米国の病院で日中と夜間の各 12 時間を病棟で過ごす実習体験から大野は[9)]米国の拘束をしない対策の例を紹介している。米国の病院では徘徊や点滴時などの治療遂行のために、その処置時間中、患者の傍らについているだけの人員を確保し、患者への事故防止をしていた病院見学の報告である。

　CNA（Certified Nurse Assistant）と呼ばれる看護助手たちが 1 つの病棟に 2〜3 人 24 時間常駐し、徘徊やせん妄の患者に昼夜を問わず常に付き添っているという。患者が夜間に何十回病棟の廊下を歩き廻っても常に一緒に付き添っていく。患者がベッドに戻ると、いつ起きて一人で歩きはじめるかわからないので、ベッドサイドの椅子に腰かけて待機する。しかも CNA は「これが仕事だから」と終始にこやかなのだという。

　そして大野は『彼らは誰かが付き添ってさえいればおとなしく傾眠してくれるが、一瞬でも目を離すと「家に帰るんだ!」と、点滴棒を倒して歩き出してしまう』と述べている。

　そして、抑制する場合は、抑制に関する書類を山のように書かなければならず面倒なので患者の抑制はしたくないという職員の弁が記され抑制をしない代わりに、医療スタッフの常時付き添いが、徹底されているアメリカの病院での看護体験記である。

2）入院する母に付き添った筆者の経験

　筆者は母親の入院で 1 か月余り病院での付き添いをした経験がある。小学校 6 年生、1956（昭和 31）年の夏休み前のこと。6 年生対象の学校行事でサマーキャンプに続き夏休みに入る企画でその準備が始まってい

た。そんな時、母が緊急入院し手術となった。母の手術が突然きまった日に父が筆者に付き添いを命じた。長女の姉は妹と弟の世話や家族の食事作りがあるから病人の付き添いは次女の役目という。楽しみにしていたキャンプは欠席することになり、夏休みも含めて母の病室で寝泊まりしながら母の世話をする「付き添い」を経験することになった。かかりつけ医の指示で、急性虫垂炎を浣腸したり湯たんぽで温めたりした結果の腹膜炎の発症であった。術後は排液と洗浄のための腹腔内ドレーンが数本腹部に挿入され点滴も続いた。母のベッドと隣のベッドの間に、夜はゴザを敷きその上に簡単な寝具を敷いて寝た。昼間は寝具を小さくゴザでくるんでベッドの下に押し込む。6床部屋に付き添いは2人。筆者と窓側ベッドの癌末期の母の付き添い（患者の長男で当時17歳頃）であった。彼は高校進学を断念し、癌末期の痛みと闘っている母親の看病をしていた。

　病院は、その地域の中核病院で決して診療も設備も遅れてはいなかったと思うが、患者の身の回りの世話は付き添いがほとんど行っていた。小学6年生がキャンプを諦め夏休み返上で付き添い、患者である母親が笑顔にしている光景をみて、周囲は「小6の付き添いさん」を褒めてくれた。6人部屋の患者同士は、病状の軽い人が重い患者や付き添いに、入院の古い患者が入院の新しい人に、いたわりの言葉かけや親切な助言がされていた。当時、農繁期には学校も短縮になり子供達は家の手伝いをした時代。忙しい時は家事を手伝う農家の子を羨ましく思っていた筆者には、病人の世話という手伝いが内心誇らしく思えていた。隣のベッドの癌末期の患者さんは、食事量は少なく点滴は続き排尿は留置ネラトンからだった。全身の痛みが強く何回もナースコールを押していた。看護師はすぐには来れず、付き添いの彼は母の手足や背中をさすりながら看護師の来室を待っていた。昼間は声の届くところにいる彼を小声で「お兄ちゃん」と呼び、夜は彼が寝る時に患者の手首と彼の手首を紐で結ん

で寝ていた。用事があると紐を引っ張って彼に起きてもらうのである。

母の退院の数日後に彼の母親の死亡を、隣村の彼は知らせに来てくれた。

彼は「痛みをなんともしてあげられなかったのは悲しかったが。最期まで母親の傍にいて、出来るだけのことはしてやれたような気がする」と言った。彼の付き添い期間は筆者よりはるかに長く、ケアの量・質も比較にならないほど大きかった筈である。

術後の臥床から起坐位（臥位から起坐位は電動ベッドではないため手動でベッドの角度を手回しハンドルで少しずつ90度に調節する）、ベッドサイドでの立位からトイレまでの歩行練習。当時は手術後の臥床は長かったので足に力が入らず、安定した歩行までには段階的練習と注意が必要であった。肩を貸しながら安全な歩行や入浴を手伝った。当時は冷房はなくよく汗をかいた。自然の発汗や有熱時の悪寒や発汗、配膳下膳、食事の援助など病状と共に手伝うことはいろいろあった。

しかし、彼にも筆者にも付き添いに関する愚痴はなかった。そして、思い起こせば、そこには人を呼ぶ患者の大声も身体拘束もなかった。看護師の小走りで廊下を歩き廻る姿もなかったように思う。誰かが傍にいて見守っている。いつでも言葉にして呼びかけられる。その安心感の働きだったと改めて思いだす。

3.2　看護の主体性を目指した戦後の看護サービス

戦前までの日本の看護師業務は診療の補助が中心で、患者の身の回りの世話はもっぱら付き添いの役目であった。戦後GHQ（General Headquarters　通称GHQ）の強力な関与で診療の補助職から専門職としての職業看護師へと変容している。「療養上の世話」の用語が誕生したのもGHQの指導による保助看法の制定で、その保助看法の中に明確な文字として記載されたことに始まっている。専門職への変容として、

「付き添い廃止」は始まり後述するように長年かけてその実現に向かった歴史がある。

しかし「看護は看護婦の手で」というスローガンによる「付き添い廃止」は正しかったのだろうか。専門職への変容につながったのだろうか。その意味をもっと咀嚼して行動化する必要があったのではないか。そうした疑問が頭をもたげてしまう。

この項では看護の原点を確認しつつ「付き添い廃止」について考察したい。

1) GHQの指導と「療養上の世話」

第二次大戦後アメリカの統治下に置かれた日本はGHQの影響を強く受けている。特に公衆衛生や医療面に対して深い関心が示され、それまでの国民医療法は、新しく「医療法」（1948年7月公布）として制定された政策は、現在の医療制度の基礎にもなっている。この法でわが国における医療施設の定義や施設および人員配置標準は示されたのである。

看護に関してはGHQのオルト看護課長は日本の病院を視察して、患者のケアと精神的支援が家族に任されていた状況に驚き、入院患者の看護は病院所属の看護師が行うことの必要性を強く解き始めた。実際、戦前の日本では、入院患者の世話は家族（家族付添）や患者が雇った派出看護婦会の看護婦が行っていた（職業的付添）。そして患者の入院には家族が寝具や調理器具等を持ち込み患者の世話をするのが普通であった。

戦後の占領期、連合国軍総司令部GHQは、看護師を医師から独立した専門職として確立すること、そして、患者の日常生活援助を中心とした「療養上の世話」が看護の重要な役割であることを説いた[10]。

まず看護師の資質の向上を図るために、その担当部門として看護課を

設置するとともに全国を9地区に分け、各地区にGHQ組織に対応する担当係、各県ごとに看護係を置き、改善に向けての組織的取り組みを展開する体制を確立させている。[11]

　当時のことを、看護行政官であった金子光は「当時アメリカで最も看護学が確立していたエール大学看護学部で再教育を受けたオルト課長（GHQ公衆衛生福祉部看護課初代課長）にとって、日本の看護婦は"召使いも同然"にみえたことは想像に難くない。医師の指示のままに動いている日本の看護婦をみてどんなにか憤りをおぼえたことであろう」[12]と記している。

　更に公衆衛生福祉局 Public Health Welfare Section（以下PHWと記す）は、1946（昭和21）年に聖路加女子専門学校と日赤中央病院救護看護婦養成所を統合して、東京看護教育模範学院を設立し、アメリカの看護教育のモデル校として日常生活援助技術を重視する教育を行った。

　1948（昭和23）年には、戦後初めての女子留学生4人（湯槇ます、金子光、中道千鶴子、高橋シュン）をアメリカのウエイン大学に留学させている。日本の看護教育のリーダーを育成するのが目的で、GHQ看護課が企画し、ロックフェラー財団の資金援助[13]によるものであった。同年、1948年保助看法の制定と保助看法を施行する看護課が医務局に創設（法制定の15日前[14]）された。初代課長は保良せきで、2代目の看護課長となった金子光は1945（昭和20）年、前述したオルト課長とともに看護行政の基礎を築き、保助看法の制定に尽力している。際立つのは保助看法の看護業務の項に「療養上の世話」「診療の補助」が明文化された功績である。

　公布にあたって金子は「この新制度がわが国の看護界にもたらす貢献は空前のできごとであろう―略―、従来はひとえに医業の追従物として隷属の形をとっていましたが、今回目覚めて看護の業務は医業と相まって医療の一端を担う、即ち完全な協力体としてその独自性を認められた

ことは、新制度における数項目にわたる革新のなかの基盤となる原則的
思想で"最も輝かしい"ものであると思います」[15]と当時の感想を述べ
ている。

　GHQ の強力な指導として"新しい看護"を普及するための再教育（病
院看護業務の管理者等の再教育、専任教員養成講習）等も開催している。

　いよいよ厚生省は「看護は看護婦の手で」をスローガンに実質的な質
の向上をめざすこととなった。

　因みに、看護体制（患者数に対する看護婦・准看護婦・看護補助者数
の割合）や勤務体制の基本的枠組は、GHQ の PHW による強い指導力
の下で、戦後わずか 3 年ほどの間に作られたものである。以来、部分的
には何度か改正も加えられてはいるが、看護体制・勤務体制に関する基
本的考えや主条項は今日に継承されている。

2）看護師による療養上の世話

　日本の看護師の誕生は、診療の補助・医師の手足から始まっているが、
中世のヨーロッパでは、病院建設の以前に、修道女が世話を必要とする
人を修道院に収容するところから始まっている。そこでは修道女による
ケアが中心に行われ、家族等の入院時の付き添いはない。病人の治療は
修道院に医者が出かけてきたのが始まりである。

　当時、食事を提供するなど身の回りの世話をしていた様子が画像 1 で
ある。画像 1 は 1778 年設立のヨーロッパで最初の病院セントジョンズ
病院で[16]、その他の画像は画像 1 から修道女の働きを示す部分の切り取
りである。ヨーロッパでは病人の身の回りの世話は中世の頃からすでに
修道女の役割りとして始まっていたことが理解できる。

　この病院には百余りのベッドがあり、ベッドは病院の柱に沿って配置
されていた。

ヨーロッパで最初の病院　セントジョンズ病院

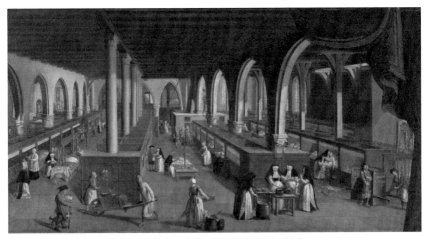

画像1　18世紀末のフランドル地方の病院　下図はこの図の部分
（下の画像1-1から1-4はこの画像の部分）

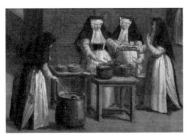

画像1-1　病人の食事や身の回りの世話をするのは、修道女たちの役割であった。

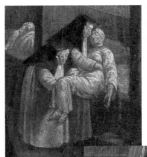

画像1-2　病人は、病院が所有する寝巻とナイトキャップを身につけていた。

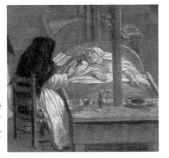

画像1-3　重病人は通路のまん中に置いたベッドに寝かされた。修道女が病人を励ましている。

画像1-4　医師が修道女を付き従えて患者を回診している。

（C・エルブリッシュ/J・ピエレ「〈病人〉の誕生」小倉孝誠訳　藤原書店出版から引用）（説明文に筆者一部加筆）

全ベッドが常に観察可能な視野内にあり、重症患者のベッドは通路の中央で修道女達の作業テーブルの近くに位置づけてある。多くの修道女の近くに置くことで、患者の様子もそこに関わる援助行動も皆に「見える」。患者の小さなサインでも対応可能となり、適切な言葉かけもできるようになっている。

　先にも述べたが日本の場合、診療所の医師の補助が看護師の始まりで、医師の手足的補助的存在であった。当時の患者は寝具や炊事道具まで持ち込んで入院し、患者の身の回りの世話は家族の付き添いにゆだねられていた。

　そもそも看護師教育は 1885（明治 18）年、有志共立東京病院看護婦教習所（後の慈恵看護専門学校）が設立され、ナイチンゲール方式の看護師養成 17) を開始している。創始者の高木兼寛は、英国セントトーマス病院医学校で医学を学び、1881（明治 14）年、東京慈恵会医科大学の前身である成医会講習所を創設するとともに有志共立東京病院を設立する。看護婦教習所は高木兼寛の留学先であったセントトーマス病院のナイチンゲール看護婦学校での教育内容が目標となっていた。

　1886（明治 19）年には京都看病婦学校（新島襄）、桜井女学校付属看護婦養成所と続き、健康の回復には看護が重要であると認識する人により外国人教師による教育が導入されている。しかし、それらは政策としての制度化までには至っていなかった。

　先に述べた如く、看護師業務は第二次世界大戦後まで医師の診療の補助中心に行われ、患者の世話が看護師の業務になったのは戦後の GHQ の指導である。GHQ のオルト看護課長が病院を視察して日本の看護水準の遅れに驚き、専門意識の教育や制度作りから始めている。この項で

は制度作りにより看護の専門性への変容がいかに発展してきたかの推移を概観する。

(1) 完全看護

　家族や付き添いに負わされていた「療養上の世話」を看護婦の手で実現するために 1950 年（昭和 25 年）に医療保険指定病院では「完全看護」「完全給食」が実施された。その 3 年後に「完全寝具」も加えられ、患者が身一つで、付き添いなしで入院できることを目的とした政策が始まった。診療報酬の中に看護独自の点数が設定され、「完全看護」という名称で室料や看護料を含んだ入院料に加算された。

　「完全看護とは、その施設の看護婦自身またはその施設の看護補助者の協力を得て看護を行い、患者が自ら看護にあたる者を雇い入れたりもしくは家族等をして付き添わせる必要がないと認められる程度の看護を行うことをいう」とする「完全看護制度」である。この制度の承認基準は、①看護婦（看護補助者を含む）の勤務形態はなるべく 3 交替制であること、②完全看護はその施設の看護師が自分で、またはその施設の看護補助者の協力を得て患者の看護を行うものであるが、そのうち患者の直接的な看護は看護婦によってなされていること、③患者の個人付き添いがいないこと、④看護記録がつけられていること、⑤看護に必要な器具器材が備えつけられていることと定義されていた。そのため、医療法で定めた看護職員の標準数で「完全看護」を実現することは困難で、低類基準さえ満たせない施設では、付き添いが「患者の身の回りの世話」を行うという体制は続いた。

(2) 基準看護

　「完全看護」という名称には期待が大きく寄せられ、入院患者や家族と病院看護師の間に大きな離齟も生じた。入院病棟で行われている看護

の実態とは大きく乖離していたのである。そこで、1958（昭和33）年に始まった診療報酬体系では、名称を「基準看護」と改め、一定の基準に合った看護サービスである「療養上の世話」と、食事、および寝具の提供を医療保険給付とすることになった。「基準看護」は、認可の要件として、看護師の配置人員や構成比率を定め、さらに看護サービスの実施にあたっては看護目標に沿った看護計画が立案され、その計画に従って看護を実施し、実施後の評価を行うという看護の過程を重視した。

　また、認可については、患者の看護実施記録類の厳しい審査を行うなど、看護の質のレベルアップが図られた。こうして、付き添い廃止は制度的には整えられることとなった。しかし、患者当人やその家族サイドでは「基準看護・付き添い廃止」に大きな不満をよんでいる。生井は著書[18]で入所・入院の視点から、強い矛盾と困難さや不満を述べている。著書名「付き添って　明日はわが身の老人介護」（単行本）と「付き添って　ルポ老人介護の24時間」（文庫本）がそれである。サブタイトルは違うがメインタイトルと内容は同じの2冊の本である。介護と看護の使い分けがなく混乱も招くが、内容は基準看護の矛盾点を具体例をあげて指摘している。

(3) 新看護体系

　1994（平成6）年、新たに新看護体系・看護補助体系が誕生する。「新看護体系」の創設は付き添い看護の解消と基準看護制度の見直しが目的であった。

　全病院での、付き添い看護体制の完全廃止期限である1997年9月に、長年の課題とされてきた「看護は看護婦の手で」のスローガンがようやく実現したことになる。

　それまでの看護料が、患者対看護要員（看護師、准看護師、看護補助者）の数で料金が設定され、各料金についての看護要員の割合が定めら

れていたのに対して、新看護料は看護師・准看護師の配置数に応じた看護料と看護補助者の配置数に応じた看護補助料とを組み合わせる方式に改変された。付添看護解消計画加算、特別看護料、特別介護料を新設して付き添い解消の対策を図り、1997（平成 9）年にようやく付き添い看護を行う医療機関は皆無となったため 1998（平成 10）年の改定でこれらの加算や特別料金は廃止となった[19]。

　尚、看護料は 2000（平成 12）年の改定で入院基本料に包括され現在に至っている。

　GHQ の指導に始まった付き添いをなくすという目標は、50 年の時を経てようやく達成を遂げた。

　しかし、表面上は付き添いはなくなったことになっているが、重症や徘徊、などでは付き添いを要求する病院もあると聞く。国立の某病院で「当院は拘束をしない方針なので、家族がついていて欲しい。」と家族の付き添いが拘束をしない入院の条件として提示されたとのこと。そうした条件付き入院を発する看護職員に対しての『看護料は診療報酬上で「入院基本料」に含まれている筈だよね。病院の都合での付き添いは要求出来ないことになっている筈。』などの不満を漏らしながら、「病気のためだから仕方なく入院をお願いした」との患者や家族の不満は先に述べた生井著にも書いてある。

3）付き添い廃止で残された課題

　「付き添い廃止」の理由には大きく 2 つの目的があげられる。

　①　GHQ の「遅れた看護」としての指摘

　　　　専門的知識のない付き添いによる不衛生さ

　　　　ナイチンゲール論を基礎にした療養上の世話を看護師業務とする専門職への変革推進

② 患者の医療費の負担に対する改善

　　　　患者の保険外医療費負担の改善として病院外雇用による付き

　　　　添い人雇用の禁止

　GHQ の指導に始まった「付き添い廃止」は①の専門職看護への一歩であった筈であるがその実質的目的は達成しているのだろうか。

　「看護はすべて看護婦の手で」をスローガンに付添人廃止を努力してきた。完全看護から現在の「入院基本料」と制度上の名称を変えながら現在に至っている。しかし、「付き添い」の主な内容に点滴や挿入チューブが抜けないような配慮、患者の臥床中の体位移動や歩行不安定なトイレ移動時の援助や見守りなど大きな役割があったことは確かである。患者への配慮・援助は患者の要求時にタイムリーに応えられてこそ患者の苦痛は軽減される。癒されて苦痛も我慢できる。

　入院治療には持続点滴やいろいろな医療器具の装着も多い。そうした場面の安全への配慮、いわゆる危険防止が患者の拘束・抑制・固定に代用され看護師が安心して患者のベッドサイドから離れられる状況作りとなっている。ここでは前記した『看護者不在は患者にとっては、「気がかり、半信半疑などでの心身の消耗」につながり、患者の治癒過程には有害なものである』と小管理で述べることを再考すべきである。「看護であること看護でないこと」の観点で看護場面での拘束したくなる状況を再度注視してみることは必然的なことである。そこには「勿論看護はある」とする看護界でのコンセンサスが得られ、さらなる発展的方法も産出できるだろうことを確信する。

　平成 30 年度の日本看護協会診療報酬改定説明会の資料には、「看護職員と看護補助者との、業務分担・共同の推進」の項に「身体拘束の低減等」の文字が見られる。こうした中での拘束問題の議論と解決を期待したい。

4. あとがき

　2002 年、当時の厚生労働大臣坂口力の指示にて設置された「新たな看護のあり方に関する検討会」の第 2 回検討会で坂口大臣は重要なことを述べている[20]。

　『「療養上の世話」という言葉の示す内容が漠としており―略―もう少し明確な看護師さんの任務のあり方を示す言葉があってもいいのではないか―略― 「世話」という中身は一体何なのか、もう少し現代的に 21 世紀にふさわしい内容のものに規定していただくことが必要ではないか―略―実際に看護学なるものがあったとしても、現場においてそれが示されていない、それにふさわしい形になっていないと私は思っております。』

　当時の坂口大臣の言葉には厳しい現状批判と今後への大きな課題が含まれていた。「実際に看護学なるものがあったとしても」の仮定的表現は看護学が「社会に根をおろした学問」にまだ至っていないという指摘と言えるし「看護師さんの独自の分野というものが、もう少し明確にならないといけない―略―」との言は看護界内では明らかと思っているが、看護外に理解できる明示に至っていないことの指摘である。そして「リトル・ドクターになることはない」と明言されているがその言葉の意味するところはもっと詳細に確認したい思いである。

　客観的な意見・評価に耳を傾けることは重要で、特に実際に医療現場で看護師との関わりを持った経験者からの率直な意見は、真摯に受け止め十分に咀嚼する必要があることを痛感する。

引用・参考文献

1) 金子光（2002）、保健師助産師看護師法の解説、日本医事新報社、東京、p19

2) 旺文社（2014）教育情報センター、eic.obunsha.co.jp、resource、pdf、educational_info

3) 勝原裕美子（2013）、看護の「可視化」、The Journal of the Japan American of Nursing Administration and Policies Vol.17、No.2、p109

4) 中西貴之（2010）、なぜ体はひとりでになおるのか？　健康を保つ自然治癒の科学、技術評論社、p243

5) 中川美典（2002）、『自然治癒力の不思議』、メディア総合研究所、p239-247

6) 中井久夫（2012）、「伝える」ことと「伝わる」こと、ちくま学芸文庫、p254

7) ノーマン・カズンズ著・松田銑［訳］（2009）、笑いと治癒力、岩波現代文庫、p171-186

8) F. ナイチンゲール著・湯槇ます・薄井坦子他訳（2011）、『看護覚え書』第7版、現代社、p15・222

9) 大野明美（2008）、アメリカ看護体験記　第8回抑制をしない対策、月刊ナーシング Vol.28、No9、p132-133

10) 岩井郁子（2014）、高橋シュン　その人生と看護、聖路加国際大学、大学史編纂・資料室編、聖路加ブック、レット2、p10

11) 高橋美智（日本看護協会常任理事）（1996）、GHQ が推進した看護改革　看護体制・勤務体制の変遷、週刊医学界新聞詳細第2217号、医学書院

12) 金子光編（1992）、初期の看護行政、日本看護協会出版会、p6

13) 同上記10)

14) 厚生労働省医政局看護課（2009）、第3部厚生労働省などの看護行政の足跡
https://www.nurse.or.jp/home/publication/pdf/report/2009/hojyokan-60-5.pdf

15) 金子光編者（1992）、初期の看護行政、日本看護協会出版会、p14,

16) Claudine Herzlich,Janine Pierret 小倉孝誠［訳］（1992）、「病人」の誕生、藤原書店

17) 長崎雅子（2004）、明治期における看護婦教育についての歴史的考察―なぜナイチンゲール式看護教育は制度化につながらなかったか―、島根県立看護短期大学紀要9、p1-8

18) 生井久美子（1996）、付き添って　明日はわが身の老人介護、朝日新聞社
生井久美子（2000）、付き添って　ルポ　老人介護の24時間、朝日新聞社

19) 宮里邦子（2005）、古くて新しい問題 〜小児病棟における母親の付き添い問題〜、

熊本大学医学部保健学科紀要、p1-6

20) 厚生労働省［看護問題研究会監修］（2004）、新たな看護のあり方に関する検討
　　会報告書、日本看護協会出版会、p9

全体的に参考にした文献

アンドルー・ワイル・上野圭一訳（1993）、『人はなぜ治るのか　現代医学と代替医
　　学にみる治癒と健康のメカニズム』、日本教文社、

アンドルー・ワイル・上野圭一訳（1998）、『癒す心、治る力　自発的治癒とはなにか』、
　　角川書店

大野　裕（2004）、こころの自然治癒力　自分を回復させる力の高め方、講談社

金子光編者（1992）、初期の看護行政、日本看護協会出版会

川村則行（2011）、自己治癒力を高める―人体の驚くべき潜在能力、ブルーバックス

厚生省健康政策局看護科（1987）、看護制度検討会報告書―21世紀へむけての看護
　　制度のあり方、第一法規出版

ジーン・アクターバーグ・井上哲彰訳（1991）、自己治癒力　イメージのサイエンス、
　　日本教文社

城ヶ端初子・大川眞紀子・井上美代江（2017）、ナイチンゲールの看護思想を実践
　　に活かすための研究会の取り組みと課題―「ナイチンゲール看護研究会・滋賀」
　　の歩みから―、聖泉看護学研究、Seisen J. Nurs. Stud、Vol.6、p19-26

スティーブン・ロック・池見酉次郎監修（1997）、『内なる治癒力　こころと免疫を
　　めぐる新しい医学』、創元社、

日本看護協会（2007）、看護にかかわる主要な用語の解説　概念的定義・歴史的変遷・
　　社会的文脈、社団法人日本看護協会
　　https://www.nurse.or.jp › publication › pdf › guideline › yougokaisetu

宮里邦子（2005）、古くて新しい問題　～小児病棟における母親の付き添い問題～、
　　熊本大学医学部保健学科紀要、1:1-6

米山公啓（1998）、自然治癒力のミステリー、法研、

ライダー玲子（1983）、特別講演　アメリカ看護の変遷と現状　特に戦後日本への
　　影響、日本看護科学会誌 J. Jpn. Acad. Nurs. Sci、Vol. 3、No. 1、p10-22

おわりに

　精神科病院・病棟の精神保健指定医が判断する拘束以外は、看護師が
関係する場面での身体拘束の法規定はなく、その基準や方法はその場の
判断に任されることから、老人の尊厳や倫理的配慮へのジレンマなど看
護職員の研究報告が散見されるのだろう。

　強いられた臥床に加えて、思うところに手が届かない時間を過ごすこ
とは、当事者にとってはストレスに違いない。治療のためとはいえ、じっ
と耐えるしかない手先の不自由さを考えてみれば、やはり、何かの工夫
が必要になってくることは必然的なことである。

　他の領域でラットなどへの拘束ストレスは明確になっているが、その
ことを演繹して考えるに至らなかった学習不足を反省する。そして、実
験への快い協力で実験をする機会を得たことを改めて感謝している。同
時に、折角、得る事が出来た貴重な実験結果を大切にしたいと思う。

　筆者も、実際にミトンを装着し実感できたことは、唾液が頻回に喉頭
付近に分泌され、嚥下反射で飲み込む無意識嚥下を繰り返すことであっ
た。同時に、唾液の分泌継続にもかかわらず喉の渇きが強く意識される
ことである。また、鼻の周囲や額など顔のあちこちが痒くなり、自分の
手で掻くことができないので我慢していると、耳、腕、手掌など違う場
所に痒い場所が飛んだりする。その痒みは決して強い痒みではないが、
不愉快と思う大きな要因の一つであった。

　更に印象的だったのは、実験室に入室しミトンと拘束帯が置かれたベッ
ドを見た瞬間、実験協力者の開口一番が「ワーッ残酷、悲惨や」とつぶ
やいて立ち止まったことである。如何に自分が見慣れて、その風景に鈍
感になっているのかを再自覚させられた。身体的にも精神的にも負担度

の大きい身体拘束実験への快い協力者を得たことで、人を対象とした拘束ストレスを明確にすることができた。今回の実験で得た貴重な結果を、大切な資料として今後の看護に役立てることで実験に協力してくださった方々への感謝としたい。

2015 年 9 月

第 2 版へのあとがき

　法律だから管理者の命令だからといった外発的動機づけに対し、身体拘束についていろいろな側面からの知識を整理することで、拘束原則禁止に対する内発的動機づけに役立てることを目的とした初版であった。

　本書第 2 版はもう少し歩を進め看護・看護業務の基本を確認した。そして、ナイチンゲールの自然治癒思想や学生がよく使う「寄り添う」の文字と照らし合わせた時に、看護制度として「付き添い」解消をいかにしてきたか遡及してみる必要を感じた。

　「看護は看護婦の手で」に始まった付き添い廃止が看護場面での身体拘束につながったのではないか。当時の GHQ の指摘した「遅れた看護婦業務」の改善として「付き添い」を廃止したことは最良の呼応と言えるか。自分の大きな疑問を払拭することを目標にした小冊子である。

　末尾ながら、第 2 版発刊の機会をあたえてくださった三恵社取締役会長の木全哲也様、制作室の中野亜希代様、また、身体拘束という倫理的に問題の多いデリケートなテーマに取り組むに際し、助言及び実験に協力してくださった方々に深く感謝しますと共にお礼申し上げます。

　追記：本著終稿の頃、世界は新型コロナウイルス感染騒ぎになった。終息・収束の目処もたたない不安と恐怖の中、「医療崩壊の危機」「医療者への感謝」の文字や映像が流れてきた。身を挺して「感染」に挑む医療者の一員、看護師の存在も世界に意識された。そして現在は新型コロナウイルスとの共存生活の始まりという。看護の役割を再考する機会である。感染問題を含め看護領域としての看護の知識、知識を生かす看護活動や行動など、新たなスタートラインに立った思いである。

2020 年 6 月

著者略歴

竹田　壽子

1966 年　国立久留米病院付属高等看護学院卒業
1970 年　厚生省　看護教員講習会受講
1978 年　近畿大学法学部卒業
2012 年　大阪人間科学大学大学院　人間科学研究科卒業

1975 年から 1985 年京都市立看護短期大学で成人外科系講師。
2001 年済生会鴻巣病院の看護部長経験から精神看護学、看
護管理論、医療安全を専門領域とし、2007 年学校法人畿央
大学講師にて三領域の研究・教育を経て、2012 年から 2016
年 3 月まで学校法人 浦山学園富山福祉短期大学精神看護学
准教授

看護と身体拘束　第2版
看護の可視化のために

2015 年　9 月 30 日　　初版発行
2020 年　7 月 17 日　　第 2 版発行
2022 年 11 月 11 日　　第 2 版第 2 刷発行

著　者　　竹田　壽子
定　価　　本体価格 1,800 円＋税
発行所　　株式会社　三恵社
　　　　　〒 462-0056 愛知県名古屋市北区中丸町 2-24-1
　　　　　TEL 052-915-5211　　FAX 052-915-5019
　　　　　URL https://www.sankeisha.com